DANIELE FESTY
avec la collaboration
d'Anne Dufour

TOUT VIENT DU VENTRE

(ou presque)

LEDUC.S
EDITIONS

À propos de la collection :

« Les conseils de mon pharmacien »

La santé est un équilibre. Chaque jour, des milliers de personnes poussent la porte d'une pharmacie pour y chercher un conseil, retrouver cet équilibre ou ne pas le perdre. Les livres de cette collection sont des recueils de conseils pour vous aider à mieux comprendre vos troubles, à les prévenir, à les traiter aussi, avec pour double objectif un maximum d'efficacité et de tolérance. Les réponses naturelles y sont toujours privilégiées lorsque c'est possible.

Cette collection n'a pas d'équivalent actuellement. Elle vous accompagne au quotidien, vous aide à préserver vos proches, vos enfants, vous-même, ou à retrouver ce bien si précieux qu'est la santé. C'est normal : la pharmacie est le premier espace santé !

Par ailleurs, en aucun cas les livres de cette collection ne remplacent une consultation médicale. Les conseils que vous y trouverez ne se substituent pas aux prescriptions médicales, mais les accompagnent. Certains d'entre eux sont des recommandations que les médecins n'ont pas toujours le temps de détailler à leurs patients. Il est indispensable de consulter un médecin si vous avez un doute sur votre santé, car lui seul est habilité à poser le bon diagnostic.

Danièle Festy

TOUT VIENT DU VENTRE (OU PRESQUE)

On appelle l'intestin le deuxième cerveau...
Si vous souffrez d'allergies, de fatigue, de problèmes de peau, d'infections à répétition, de troubles de l'humeur (y compris les dépressions), de tendinites ou de douleurs, voyez du côté... du ventre.
L'idée que la santé tout court dépend de la santé du ventre n'est pas vraiment nouvelle, mais fait beaucoup parler d'elle. Des découvertes scientifiques récentes montrent que les intestins ne sont pas seulement des machines à digérer !
On appelle l'intestin le deuxième cerveau, et c'est aussi le tout premier système immunitaire du corps. C'est dire l'importance de le préserver et de le traiter !
Mais les soucis liés au ventre peuvent également être très locaux : suis-je fatigué à cause de mon ventre ? Pourquoi faut-il éviter les produits laitiers ? Avant mes règles j'ai mal au ventre, que faire ? Les probiotiques, c'est quoi ? Je suis constipé, comment aller mieux naturellement ? Pourquoi les produits à base de blé sont-ils mal digérés par 40 % des gens ? Comment éviter les mycoses quand je prends un traitement antibiotique ? Je ne veux plus avoir la diarrhée, pouvez-vous m'aider ? Quels aliments soulagent les brûlures d'estomac ? Comment éviter les ballonnements ? Pourquoi mon estomac gargouille-t-il ? Comment fonctionne la digestion ? Dès que je mange j'ai mal au ventre, que faire ?

Aux questions les plus souvent posées... voici les bonnes réponses, et surtout les solutions, aux troubles les plus fréquents dont se plaignent nos contemporains.

DU MÊME AUTEUR

Antioxydants Guide pratique, Leduc.s, 2003.
Les huiles essentielles, ça marche ! Leduc.s, 2003.
Mes secrets de pharmacienne, Marabout, 2002.

Avec Anne Dufour :
101 médicaments de toujours, Marabout, 2002.
Guide des vitamines et des oligo-éléments, Hachette Pratique, 2002.
Toujours jeune grâce aux compléments alimentaires, Les Presses du Châtelet et Marabout, 2003.

50, rue de Plaisance
75014 Paris – France
E-mail : infos@leduc-s.com
Web : www.leduc-s.com
ISBN : 2-84899-010-4

Sommaire

Avertissement

Dans ce livre, vous lirez une information aussi claire et précise que possible sur les troubles les plus courants liés à la digestion. Je dis « troubles liés à la digestion » et non « troubles digestifs », car dans la majorité des cas, les répercussions d'une mauvaise digestion ne se situent pas au niveau du ventre. Elles se traduisent par des allergies, une fatigue persistante, des plaques sur le visage ou le corps, des infections à répétition, des troubles ORL qui « traînent ». Bref : tout sauf le ventre. Et pourtant, ma pratique au comptoir me le confirme chaque jour : tout vient du ventre… ou presque !

Cependant, les pistes qui sont détaillées dans ces pages ne remplacent en aucun cas une consultation médicale. Si les symptômes dont vous souffrez ne vous paraissent pas clairs, ou s'accompagnent de fièvre ou de douleurs intenses, ne tardez surtout pas à consulter.

Les conseils que vous allez lire répondent particulièrement aux « incidents de parcours » digestifs, ou aux personnes qui se demandent pourquoi « ça ne va pas » alors que leur médecin n'a pas décelé de maladie organique particulière. Comme tous ces clients qui poussent la porte de mon officine pour un eczéma ou des rhumes à répétition et qui repartent, souvent surpris voire méfiants, avec des ferments lactiques pour les intestins ! Lorsqu'ils me confirment, quelques jours plus tard, que leurs troubles s'estompent voire disparaissent, quelle joie ! Mais ces recommandations peuvent parfaitement s'appliquer en cas de maladie plus grave, c'est même fortement recommandé. Cependant, nous répétons encore une fois qu'elles ne se substituent pas à un traitement médical quel qu'il soit.

Ne vous lancez pas dans une automédication « dure » sans trop savoir ce que vous avez. Par exemple, ne faites pas systématiquement appel à des laxatifs (même à base de plantes) en cas de constipation, ni à des « anti-acides » si votre estomac vous brûle. Respectez votre corps en général, votre intestin en particulier, et ne vous obstinez pas à vous débrouiller tout seul si, à l'évidence, votre auto-traitement ne fonctionne pas. Cette mise en garde importante posée, sachez que dans l'immense majorité des cas la prise de ferments lactiques (additionnée à un changement de mode alimentaire) en vue d'aider l'intestin dans son travail améliorera votre santé, et cela même si vous pensiez que vous alliez déjà très bien. En effet, nous avons trop souvent coutume de nous accommoder de nos « petits maux » qui nous paraissent bénins et courants, alors qu'ils pourraient être soulagés avant de dégénérer en maladies plus problématiques.

Toutes les solutions proposées dans ce livre sont naturelles et des centaines de patients ont été surpris par la rapidité des résultats.

Puisque tout vient du ventre, quand le ventre ira bien, tout ira mieux !

Introduction

Quand on a mal au ventre, en général, c'est facile : on a une sensation (la douleur ou l'inconfort) et sa localisation (le ventre). Mais quand on n'a ni l'une ni l'autre, les choses se compliquent. Car le ventre peut fort bien souffrir et le crier, comme il emprunte des voies détournées, son propriétaire reste sourd à ses appels au secours.

C'est exactement l'objectif de ce livre : attirer votre attention sur le fait que des problèmes de peau, une fatigue inexpliquée, des douleurs aux articulations, une déprime ou une allergie rebelles peuvent parfaitement venir... du ventre. Et même si ce dernier n'est pas forcément l'unique coupable, se pencher sur son cas améliore toujours les choses. Comme les maux digestifs proprement dits sont aussi ceux qui sont parmi les plus fréquents qui soient, vous trouverez également toute une partie qui, je l'espère, vous rendra service. Je suis toujours étonnée de constater que bon nombre de nos contemporains n'ont qu'une très vague idée de ce qui se passe dans leur corps. Et lorsque la machine se détraque, ils se rendent chez le médecin ou le pharmacien afin d'obtenir la pièce (médicament) qui va la réparer. Et ensuite, comme pour une voiture, ils envisagent de repartir de plus belle... jusqu'à la prochaine panne, qui ne tardera pas.

Comprendre son corps, accompagner un morceau de gâteau au chocolat dans le périple digestif, réaliser que les douleurs du ventre peuvent venir de « la tête » et vice-versa, c'est déjà un pas immense vers le mieux-être. En appliquant les conseils pratiques proposés dans les pages suivantes, votre vie va vraiment changer, et pour le meilleur.
Les clients qui découvrent le monde extraordinaire qu'ils hébergent dans l'abdomen ouvrent toujours de grands yeux ronds et n'en reviennent pas eux-mêmes des résultats qu'ils obtiennent en respectant simplement leurs propres besoins. Le fait de ne pas tout attendre d'un mé-

dicament, mais de prendre sa santé en main et d'en observer la portée, est – je le constate plusieurs fois par jour – un élément primordial de guérison. Ils se découvrent, comprennent leurs erreurs, deviennent amis avec leur corps. Ils ne le traitent pas en vulgaire étranger dont il faut faire taire les symptômes en les étouffant ! Ils se soignent. Et ça marche !

1

La grande affaire de la digestion

La digestion, c'est la grande affaire de notre vie. C'est le « poste énergétique » le plus important consenti par le corps, et de très loin. Une formidable machinerie soutenue par une logistique hors pair mène à bien cette activité vitale : digérer. Tout le but consiste à transformer les aliments en nutriments, c'est-à-dire en molécules capables de traverser la barrière intestinale pour aller rejoindre la circulation sanguine. Cette dernière les dirigera vers les sites concernés : les sucres ici, les graisses là, les vitamines là-bas, etc. Le tube digestif est conçu pour garder en lui tout ce qu'il contient, jusqu'à ce que la plus petite molécule soit capable d'être absorbée par le sang ou la lymphe. Vous ne pouvez pas présenter directement à vos muscles un œuf mayonnaise, qu'en ferait-il ?
Pour réaliser cet exploit permanent, l'ensemble du corps est sollicité. Le chemin parcouru par un aliment, et les organes au travail, sont les suivants : bouche – œsophage – estomac – intestin grêle – vésicule – foie – pancréas – côlon. Tout au long de ce trajet, il peut se passer une infinité de choses. Chaque organe est un théâtre sur la scène duquel de multiples personnages se côtoient, parfois dans l'indifférence ou la bienveillance, et d'autres fois dans le drame, voire la tragédie.
De haut en bas, inventaire des questions qui nous préoccupent le plus, et des réponses tellement simples et efficaces qu'on regrette de ne pas les avoir appliquées plus tôt.

Petits meurtres entre amis

« Nous vous informons que ce programme peut heurter la sensibilité des plus jeunes ».

C'est l'anniversaire de Laurent. Il a soufflé ses bougies. Tous ses amis sont heureux de partager ce moment avec lui. Mais derrière les rires et les exclamations, un génocide se prépare. Un film d'horreur où il est question d'écraser, de broyer, d'attaquer chimiquement, de comprimer, de réduire en poussière. Pour avoir excité nos narines, provoqué notre regard et séduit nos papilles, une tranche de fondant au chocolat sera sacrifiée sur l'autel de la gourmandise. Ça lui apprendra.

La part de gâteau, allumeuse à souhaits, a tout fait pour nous séduire. Tant pis pour elle : nos lèvres et notre langue s'en emparent, pour s'offrir un baiser plein de rondeur, de sucre et de salive. Mais ce n'est que pour mieux endormir leur proie. Brusquement, la bouche gourmande se transforme en machine à broyer. Avec une violence inouïe, ses incisives, canines et molaires hachent menu l'objet du désir. Le fondant, tendre et innocent, ne résiste pas à la pression qui atteint 100 kg/cm^2, tandis que la chimie de la salive attaque déjà ses angles moelleux. Sans pitié, la langue dirige le pauvre magma de chocolat vers l'œsophage, via le pharynx. La séance de toboggan (30 cm), se termine par un bain d'acide. S'il restait quelque chose du joli morceau qui s'offrait à nous dans la petite cuillère, c'en est fini de lui dans l'estomac où tout est malaxé, réduit en bouilli, anéanti. Le jus corrosif, déversé en giclées dans cet atelier de démolition, ne fait pas qu'attaquer la nourriture : il réveille aussi les enzymes qui doivent découper en petits morceaux les protéines, les graisses et les sucres.

C'est à ce moment que la tranche de chocolat réalise que sa beauté n'était qu'éphémère : ses sucres sont tronçonnés en minuscules molécules de glucose, absolument semblables à celles qui formaient les spaghetti, les pommes de terre et la pizza avant le dessert ! L'enrobage chocolat n'était donc qu'habile maquillage. Ici, tout le monde est logé à la même enseigne : sous l'effet de l'amylase, tous les sucres sont transformés en la seule forme de sucre assimilable par l'organisme : le glucose. Même sort subi par les autres composants de ce qui n'est déjà plus qu'un souvenir d'aliment. À ce stade, il est rebaptisé « chyme ».

Tunnel de torture

Le chyme, donc, sorte de purée informe, migre vers l'intestin. Le « videur » (pylore) ne laisse entrer que de minuscules quantités de chyme à la fois, qui vont ramper sur 8 mètres de tuyaux, nageant au beau milieu des sécrétions les plus nauséabondes et brutales. Une vraie pataugeoire obscure et sinistre ! Rien à voir avec une piscine ludique. Pendant 6 heures, à raison de 12 contractions/minute, tout va y passer : ce qui reste de vaguement compact est taillé en pièces par de nouvelles enzymes, qui règlent notamment le sort de toutes les graisses, mais aussi de reliquats de protéines et de glucides qui avaient échappé au carnage gastrique. On trouve aussi quelques dures à cuire, comme les fibres, qui parviennent à tout encaisser sans trop broncher. Mais leur avenir reste sombre, et risque fort de se terminer dans le côlon.

Là, dans l'intestin, où les caméras de notre reportage assistent en direct à ce scénario gore, la bile et le suc pancréatique s'en donnent à cœur joie. À la fin de ce tunnel de torture, l'appétissant fondant aux suaves senteurs cacaotées est devenu un tas de glucose (ex-sucres), d'acides aminés (ex-protéines) et d'acides gras (ex-lipides). Les vitamines et minéraux ont miraculeusement survécu, afin de parvenir intacts aux millions de cellules qui, tout au long de la paroi intestinale, absorbent les composés pour les déguster en paix. Ces voraces sont carrément gloutonnes, elles pompent chaque jour une quantité astronomique de nourriture. En moyenne près d'un kilo, mais elles aiment aussi la salive (2 litres !), la bile et le suc pancréatique (2 litres aussi !), les sécrétions gastriques et intestinales (3 litres!). Pour faire passer le tout, ajoutons un bon litre d'eau. Soit jusqu'à 8,5 litres de liquide en tout chaque jour ! Respect.

Commerce équitable

Après, c'est une simple affaire de partage équitable. Les cellules absorbantes, rassasiées, expulsent leur fardeau dans le sang, puis tout va sagement se stocker dans le foie. C'est lui qui le dispatche ensuite aux quatre coins du corps. Dans le côlon, ultime étape avant l'évacuation, les fortes têtes qui sont parvenues jusqu'ici vont payer le prix fort. Les fibres, puisqu'il s'agit d'elles, mais aussi parfois d'autres bricoles (restes de protéines…) sont prises d'assaut par les milliards de bactéries qui se délectent de nos restes de digestion, jamais complète. Voici donc notre chère flore intestinale, sommée de rattraper les erreurs des collègues en amont. Elle se jette sur ces reliquats comme la pauvreté sur le monde, recommençant à nouveau ce délirant découpage de grosses molécules en molécules absorbables. Mais même ici, dans l'antichambre de la sortie, certains résidus indigestes résistent bravement. Ils iront rejoindre les 150 g de matières fécales qui patientent tranquillement dans le rectum avant de retrouver l'air libre, et un peu de lumière ! Les matières rebelles, non digérées (fibres indigestes, protéines non découpées, etc.) se mêlent aux bactéries, aux cellules mortes et à l'eau, qui lie le tout. Si tout s'est déroulé normalement, entre l'entrée de la merveille chocolatée et la sortie de ses déchets, il s'est passé entre 12 et 24 heures.

■ QU'Y A-T-IL DANS LA SALIVE ? COMMENT FAIRE LORSQU'ON N'EN A PAS ASSEZ ?

La salive est un liquide incolore, opalescent, plus ou moins visqueux. Elle est légèrement acide et est constituée de 99 % d'eau. Dans le 1 % restant, on trouve pêle-mêle des sels minéraux et une enzyme qui démarre la digestion des sucres lents (amidons). Elle contient aussi des sels calciques qui, en précipitant, forment le tartre dentaire, mais c'est une autre histoire... Elle protège la bouche et les dents. Nous en sécrétons entre 1 à 2 litres par 24 heures, selon nos besoins. Certaines personnes ne fabriquent pas assez de salive, ce qui pose des problèmes. Non seulement elles sont plus sujettes aux problèmes dentaires (caries...) mais aussi la digestion peut être perturbée. La première précaution à prendre est de boire suffisamment entre les repas. Dans bien des cas, la sécheresse de la bouche n'est que le reflet d'une déshydratation. Sinon, je conseille de prendre 2 à 3 comprimés de *Sulfarlem* 25 par jour.

Pauvres enzymes !

Pour digérer correctement, nous avons besoin d'une batterie d'enzymes. Ce sont des sortes de petits ciseaux qui découpent nos aliments en particules. Ils sont présents à la fois en nous, et dans les aliments frais et « natures ». Or, les enzymes sont fragiles, et nous les malmenons trop souvent. Quels sont les principaux facteurs d'entrave au travail enzymatique ?

- *Un abus de régimes ;*
- *les aliments traités : les enzymes n'y sont plus qu'un souvenir ;*
- *les aliments cuits : la cuisson, même douce, les anéantit. C'est pourquoi il est nécessaire de commencer chaque repas par des crudités et de manger des fruits crus dans la journée ;*
- *le fait de mâcher insuffisamment ;*
- *un estomac pas assez acide (fréquent, surtout après 60 ans) ;*
- *une inflammation du pancréas (pancréatite), dont l'origine est auto-immune ou due à une absorption excessive d'alcool ;*
- *une intolérance alimentaire (surtout au lactose).*

COMMENT SAVOIR SI JE DIGÈRE LENTEMENT ?

Indigestion, digestion lente, appelez-la comme vous voulez : lorsque plusieurs heures après un repas, vous avez l'impression de tout juste sortir de table, ces paragraphes s'adressent à vous. Si votre appareil digestif travaille « au ralenti », ce n'est sans doute pas par paresse, mais probablement parce que l'alimentation que vous lui livrez ne lui convient pas. Soit le foie ne parvient pas à évacuer un excès de déchets, soit la bile n'est pas sécrétée en quantité suffisante, soit certaines protéines sont difficiles à digérer, ou encore le repas a été trop riche, trop gras ou avalé trop rapidement. Par ailleurs, il peut arriver que l'on retrouve des morceaux entiers d'aliments non digérés dans les selles, ou encore du rouge après avoir mangé de la betterave : ces deux phénomènes signent un manque d'enzymes digestives.

COMMENT FACILITER LA DIGESTION ?

1. En « mâchant » le travail de l'estomac, dans tous les sens du terme. Vous avez des dents, servez-vous en : plus vous déchiquetez les aliments en petits morceaux, moins l'estomac aura besoin de travailler pour faire la tâche que vous avez bâclée.
2. En évitant les gros repas : plus il y a de matière à malaxer, plus cela va prendre de temps. Logique.
3. En mangeant des aliments à la température du corps, autant que possible. Si vous mangez trop froid ou trop chaud, la digestion sera plus lente.
4. En se détendant. Le stress et l'émotion en général (colère) retardent l'évacuation gastrique.

Pour avoir un ordre d'idée du séjour dans l'estomac que vous imposez aux hôtes mangés ce midi, regardez le tableau ci-dessous. Plus vous consommez d'aliments rapides à digérer, mieux cela vaut.

ALIMENT	DURÉE DE SÉJOUR DANS L'ESTOMAC
Lait écrémé (75 ml)	1 h ½
Fruits (100 g)	2 h
Légumes (100 g)	2 h ½
Pain (100 g)	2 h ½
Viande de bœuf (100 g)	3 h
Noix (50 g)	4 h
Purée au beurre (100 g)	5 h
Friture (100 g)	8 h

■ À QUOI ÇA SERT DE VOMIR ?

Normalement, les vomissements sont utiles. C'est l'estomac qui « refuse » ce que vous lui proposez. Soit parce qu'il a décelé une substance toxique (excès de médicament, poison, intoxication alimentaire...), soit parce qu'il ne parvient pas à digérer le repas, pour diverses raisons (parfois psychologique : rien ne passe ; parfois mécanique : vous avez mangé dans un endroit trop froid, ou des aliments glacés...)
Naturellement, vomir est salutaire à condition que ce soit exceptionnel. Des vomissements répétés, alors que vous n'avalez rien de spécialement agressif, doivent vous inciter à consulter.

■ QUELS SONT LES VÉGÉTAUX LES PLUS UTILES À LA DIGESTION ?

- Le **boldo** contient de la boldine, une substance qui épargne le foie et facilite l'évacuation de la bile.
- Le **fenouil** contient une huile essentielle riche en anéthol qui stimule la digestion.
- La **papaye** contient de la papaïne, une enzyme digestive qui active la digestion des protéines.
- Le **radis noir** contient des composés soufrés qui éliminent les toxines, assurent le drainage du foie et de la vésicule biliaire.

■ QUEL EST LE REMÈDE HOMÉOPATHIQUE LE PLUS INDIQUÉ ?

Nux Vomica, c'est là son indication royale ! En 5 CH, 3 granules tous les quarts d'heure, jusqu'à amélioration.

Bons gestes

- ➔ ***Prendre le temps*** *de manger, de mâcher, etc. C'est encore plus vrai en cas de stress, car alors on n'a pas assez de sucs digestifs : il faut compenser en mâchant encore plus, afin de bien insaliver les aliments.*
- ➔ *Un aliment particulier déclenche-t-il systématiquement cette rébellion digestive ? Réfléchissez-y, car cela signifie peut-être que vous y êtes* ***intolérant*** *?*
- ➔ *Avoir une* ***activité physique*** *suffisante dans la journée. La sédentarité ralentit tout, y compris la digestion !*
- ➔ *En revanche,* ***reposez-vous*** *après le repas : pas de sport dans les 2 heures qui suivent la dernière bouchée. Sinon le sang utilisé par les muscles ne parvient plus au système digestif, qui digère alors très mal les aliments les plus simples.*
- ➔ *Faire vérifier son* ***état de santé dentaire****. Une mauvaise dentition se répercute sur la digestion : on mâche moins bien les aliments qui arrivent « tout ronds » dans l'estomac, voire on passe carrément à une alimentation régressive type purée-fromage blanc, guère indiquée non plus.*
- ➔ ***Se mettre à l'aise****, dégrafer tout vêtement qui enserrerait la taille. Évitez toute compression et, si vous le pouvez, placez une source de chaleur au niveau de l'estomac.*
- ➔ *Ne mangez pas de façon pantagruélique. Mieux vaut* ***fractionner ses repas****, donc les rendre plus petits. Les gros repas n'ont que des inconvénients.*

➔ ***Le froid*** *est votre pire ennemi si vous avez du mal à digérer. Outre les aliments froids, évitez de manger dans un lieu trop frais (rue, restaurant en courant d'air…)*

➔ ***Les douleurs*** *peuvent parfois prendre des proportions telles qu'on a l'impression de mourir, ou au moins de devoir se rendre en urgence à l'hôpital. Ce n'est qu'une sensation !*

ALIMENTS **OUI**	ALIMENTS **NON**
• **L'huile d'olive** stimule la contraction de la vésicule biliaire. Ce qui est bien. • **Les fruits** cuits ou crus. **Les légumes verts** cuits ou crus. Tous favorisent le drainage du foie et des reins.	• **La charcuterie** contient souvent des substances indigestes, dues à la viande elle-même et aux additifs. • **Les pâtisseries industrielles**, ou préparées avec des ingrédients de mauvaise qualité (graisses hydrogénées, additifs…) sont aussi à éviter. • Les mélanges à base **d'œuf** sont souvent lourds (mayonnaise, glace). • Pire, pour **les desserts gelés**, car le froid bloque la digestion.

MON CONSEIL

☞ *Digest Facil* (laboratoires Vit'all+), papaïne/amylase.
Sucer ou croquer 3 losanges après le repas.
60 comprimés, 4,95 €.

POURQUOI AI-JE MAUVAISE HALEINE ?

Peut-être souffrez-vous de mauvaise haleine, même si on ne vous l'a jamais dit. Si personne ne parvient à discuter longtemps avec vous en restant en face, votre haleine n'est peut-être pas super fraîche. Dans la majorité des cas, le problème vient d'une mauvaise hygiène dentaire : la plaque se développe, et les bactéries qui prolifèrent joyeusement sont à l'origine des odeurs indésirables. Si, en plus, vous fumez ou buvez régulièrement de l'alcool, tout s'aggrave. Mais le trouble peut venir d'ailleurs : infection ORL ou digestive, problème à l'estomac, ou encore affection de la bouche non diagnostiquée.

ATTENTION ! Certaines odeurs particulières d'haleine signent un état de santé préoccupant. Un taux d'urée élevé confère des senteurs d'ammoniaque ; un diabète mal équilibré, des senteurs d'acétone ; une insuffisance hépatique, une haleine qui sent le poisson…

Bons gestes

➔ ***Brossez-vous les dents*** *au minimum deux fois par jour, l'idéal étant après chaque repas (même minime !) En revanche, évitez l'utilisation systématique des bains de bouche. Une flore buccale en bon état est parfaitement capable d'effectuer son travail de nettoyage.*

➔ ***Faites appel aux plantes*** *: la chlorophylle est un déodorant naturel de tout le corps ; le girofle est un antiseptique et un antimycosique de la cavité buccale.*

ALIMENTS **OUI**	ALIMENTS **NON**
• Insistez sur les **fruits et légumes** crus. • Buvez suffisamment **d'eau**.	• **Café, tabac, alcool, ail, curry**… • **Le sucre** et toutes les sucreries, ou brossez-vous les dents après chaque ingestion sucrée. Si vous mangez des bonbons, préférez-les à la menthe !

MON CONSEIL

☞ Bain de bouche aux huiles essentielles : de lavande, de muscade, de menthe poivrée, de thym à linalol. 4 gouttes dans un verre d'eau 3 fois par jour. 10 ml, 19 €.

☞ *Chlorophyll Complex* (laboratoires Bionutrics). 1 à 2 capsules par jour, 60 capsules, 14 €.

2

Les brûlures d'estomac

Nous aimerions pouvoir dire que toutes les personnes qui souffrent de brûlures d'estomac en sont responsables. Non pas pour les condamner, mais parce qu'il serait alors « facile » de corriger les erreurs alimentaires ou d'hygiène de vie pour que tout rentre dans l'ordre. Hélas, s'il est vrai que dans de nombreux cas, le simple fait de cesser d'avaler des hamburgers/frites au ketchup en 4 secondes au déjeuner peut déjà bien améliorer les choses, ce n'est pas toujours aussi simple.

Pas d'amis

Acide comme il est, l'estomac n'a pas beaucoup d'amis. Sauf quelques plantes qui savent bien que son travail est ingrat, et s'emploient à lui faciliter la tâche… L'acidité gastrique est normale, c'est même exactement ce que l'on demande à cet organe, dont le rôle est de réduire en bouillie le contenu de nos aliments… en les arrosant de jets d'acide chlorhydrique. Si à la fin de votre vie on vous déclare bon pour l'enfer, vous vous retrouverez probablement dans un lieu comparable à un estomac : son pH y est de 1 à 2, contre 7,4 pour le reste du corps. Facile, dans ces conditions, de réduire en bouillie un morceau de viande !

Stupeur et tremblements

Stupeur : comment est-il possible que cet acide chlorhydrique ne digère pas l'estomac lui-même, puisqu'il est fait de la même matière que les aliments eux-mêmes ? Parce que si tout va bien, un mucus épais le tapisse. Et que dans cette couche protectrice se cachent les bicarbonates – les antidotes de l'acide chlorhydrique – sécrétés par l'estomac lui-même. Mais si cette protection performante est lésée ou même simplement lézardée, c'est la crise. Rien que d'y penser, on en tremble.

■ ÇA ME BRÛLE L'ESTOMAC, POURQUOI ?

C'est lorsqu'il fait du zèle qu'on en supporte les conséquences. Ce que l'on nomme « acidité gastrique », c'est en fait un reflux gastro-œsophagien (RGO), c'est-à-dire que l'acidité ne reste pas dans son enclos mais qu'elle s'aventure dans l'œsophage. En fait, il faut visualiser la zone géographique : l'estomac est une poche fermée en haut et en bas. En bas, c'est l'intestin qui reçoit l'alimentation digérée. Là, pas de souci. Mais en haut, le clapet qui s'ouvre pour laisser entrer les aliments peut avoir des problèmes de fonctionnement : il laisse alors pénétrer un geyser d'acide chlorhydrique dans l'œsophage. Or, ce dernier déteste l'acidité. C'est donc une histoire de mauvais voisinage, exactement comme lorsque votre voisin écoute du hard rock à fond. Si le problème n'est pas grave en lui-même, ses conséquences peuvent altérer sérieusement la qualité de vie.

Comme toujours, un reflux de temps à autre n'est pas dramatique, et ceux ou celles qui affirment n'en avoir jamais souffert mentent ou n'ont pas bonne mémoire ! C'est quand l'histoire se répète, parfois au point de durer toute la journée et toute l'année, qu'il faut prendre les choses en main.

En dehors de cette querelle de proximité, l'estomac possède toute une panoplie de moyens de pression pour nous faire souffrir. Crampes, spasmes, brûlures, dyspepsie, digestions interminables... Ce n'est pas de gaieté de cœur qu'il nous inflige tout cela, c'est parce qu'il craque. N'oublions pas que son travail est aussi contraignant que dangereux. Et qu'en outre, si on grignote toute la journée, il n'a pas un moment de repos. Ce n'est pas un tendre et c'est tant mieux, car il a un rôle de véritable tueur. Et s'il n'a pas de sentiments pour les aliments qui se présentent à lui, il n'en a pas tellement non plus pour nous, surtout lorsqu'on ne lui mâche pas le travail, c'est le cas de le dire. Car nos grands-mères qui nous répétaient sans cesse « ton estomac n'a pas de dents », on aurait dû les écouter sans lever les yeux au ciel.

Parce que tant que la nourriture n'est pas liquide, notre laborieux estomac continue de malaxer, parfois pendant plusieurs heures, et à grand renfort d'acide chlorhydrique. Ce redoutable collaborateur transforme ainsi la nourriture en nutriments, avec le concours des enzymes sécrétées par les parois de l'estomac. Aliments, microbes, poisons divers : tout y passe, laminé par l'extrême acidité du milieu.

■ POURQUOI NE PAS FAIRE EN SORTE QUE L'ESTOMAC SOIT MOINS ACIDE ?

Mauvaise idée. L'estomac n'est pas acide uniquement pour nous embêter. S'il est si désagréable, c'est pour faire un accueil radical aux microbes et bactéries externes qui aimeraient s'implanter en nous via le cheval de Troie que sont les aliments. Dans ce bain d'acide, ça calme. De plus, l'acidité est nécessaire à la digestion d'aliments riches en protéines animales, comme la viande, le poisson ou les œufs : le risque étant, d'une part, de ne pas bien bénéficier de tous leurs nutriments, d'autre part de laisser passer des particules non digérées qui pourraient se retrouver anarchiquement dans le sang, et provoquer des allergies. Par ailleurs, l'acidité stimule le pancréas – qui intervient plus tard dans la chaîne digestive, en produisant des jus alcalins, « doux ».

Ce changement radical d'environnement permet à certaines enzymes de digérer certains types d'aliments, non décimés par l'acidité. C'est le cas des sucres lents présents dans les pommes de terre ou les céréales : non digérés, ces sucres deviennent d'excellents substrats pour certains parasites, tel le redoutable candida (voir p. 143).

En outre, les gentilles bactéries ne pouvant survivre en milieu acide, elles ont besoin de ce sas alcalin pour vivre en paix : si l'estomac est trop « doux » (mais tout de même très acide !), le pancréas ne fabriquera pas assez de sécrétions tampons et les bactéries ne pourront s'installer correctement et ne pourront effectuer leur travail rapidement. Or, à ce stade de la digestion, la rapidité est la première des qualités, car elle permet un transfert express des aliments vers l'étape suivante, empêchant les éventuels toxiques de s'installer sur les parois. Par ailleurs, c'est dans le grêle que s'effectue la majorité de l'absorption des nutriments (vitamines, protéines…). Si le travail est ralenti, le risque de maladie s'accroît.

Causes fréquentes d'hypochlorhydrie (insuffisance d'acidité dans l'estomac)

- *Vieillissement (50 % des seniors) ;*
- *stress et insuffisance surrénalienne ;*
- *hypothyroïdie ;*
- *carence en zinc (parfois en fer) ;*
- *helicobacter pylori ;*
- *asthme et insuffisance respiratoire ;*
- *prédisposition génétique ;*
- *excès de métaux lourds (ingestion de trop d'aluminium, de cadmium, de plomb… via l'alimentation et l'environnement).*

Entrave au bon fonctionnement

Un estomac insuffisamment acide n'est pas seulement source de gênes. C'est aussi un facteur de mauvaise absorption des nutriments essentiels suivants :

- *calcium ;*
- *magnésium ;*
- *fer ;*
- *zinc ;*
- *sélénium ;*
- *vitamines B3, B6, B9, B12 ;*
- *vitamine D.*

■ COMMENT PUIS-JE SAVOIR SI MON ESTOMAC N'EST PAS ASSEZ ACIDE ?

Les signes suivants, s'ils s'additionnent, sont évocateurs :

- ▶ mauvaise haleine ;
- ▶ indigestion ;
- ▶ reflux gastro-œsophagien (« brûlures » dans la gorge) ;
- ▶ nausées, vomissements ;
- ▶ vents (flatulences, rots) ;
- ▶ diarrhées, constipation ;

- sensation d'estomac trop plein juste après le repas (sans avoir mangé énormément) ;
- douleur abdominale haute (région estomac) surtout après les repas ;
- ballonnements au niveau de l'estomac ;
- résidus alimentaires non digérés dans les selles.

■ EST-CE PARCE QUE JE MANGE TROP VITE QUE J'AI MAL À L'ESTOMAC ?

Oui, peut-être. Plus exactement, lorsqu'on « avale » ses repas sans les voir passer, presque debout entre deux portes, voire carrément en courant dans la rue parce qu'on est en retard, il faut s'attendre à des représailles. Rien n'est plus routinier qu'un estomac, et ne pas tenir compte de sa répulsion totale pour l'aventure et l'excitation est une grave erreur stratégique. A force d'agressions, l'estomac peut souffrir d'une vraie inflammation : la gastrite. Le tableau est complet si, en plus, les aliments sont épicés, très sucrés (surtout si isolés : par exemple une poignée de bonbons seuls dans l'après-midi), si ce sont des jus d'agrume (surtout orange, surtout à jeun) ou s'il est question d'alcool. Mais si les aliments peuvent aggraver la situation, ils ne sont pas en cause à eux tout seuls.
Attention : si vous êtes du genre calme, votre inflammation peut provenir d'un microbe (salmonelle, staphylocoque) ou d'une allergie. Il est indispensable de consulter.

■ J'AI TOUT LE TEMPS DES INDIGESTIONS, POURQUOI ?

Pour diverses raisons l'estomac peut se mettre en grève. En d'autres termes, il se bloque et tente d'expulser son contenu (plutôt par le haut...) C'est le cas si l'excès de nourriture est manifeste, mais aussi suite à un choc émotionnel ou physique, une intoxication, ou encore un coup de froid. Manger un sandwich dehors en hiver n'est donc pas vraiment une bonne idée !
Si les nausées passent difficilement, il peut être salutaire de provoquer

les vomissements. Ensuite, préparez-vous un verre de citron chaud (citron + eau chaude, pas de sirop de citron ! Ni de sucre !) Si vous disposez de quelques plantes chez vous, cherchez la camomille, la gentiane, le romarin et le tilleul. La menthe et la mélisse restent aussi de grands classiques.
Le meilleur service que vous puissiez vous rendre est de vous reposer au chaud, sous la couette et, évidemment de vous mettre à la diète.
Si vous avez « tout le temps » des indigestions, c'est que vous mangez peut-être n'importe quoi ou n'importe comment.

■ JE SOMNOLE TOUT LE TEMPS APRÈS LE REPAS, QUE FAIRE ?

Sur sa lancée, souvent par notre faute parce qu'on l'a habitué à des repas trop fréquents et/ou trop copieux, l'estomac se met en mode « hyperchlorhydrie », c'est-à-dire qu'il fabrique en permanence plus d'acide qu'il n'en faut. Au programme, fringales fréquentes voire constantes, douleurs et aigreurs, nausées, renvois acides et brûlants (on dit « pyrosis »). Ce n'est pas fini ! Car lorsqu'il se « calme », c'est au contraire pour ne plus fabriquer suffisamment de sucs digestifs. La digestion prend alors un temps fou, s'accompagne de somnolence et de lourdeur. Là, c'est « l'hypochlorhydrie ». Dans ce cas et seulement dans ce cas, l'angélique, l'absinthe, la gentiane, le romarin et le thym sont bien utiles.

■ EST-CE QUE SI ÇA BRÛLE, J'AI UN ULCÈRE ?

Pas forcément, heureusement ! L'ulcère, c'est un trou dans la muqueuse de l'estomac. C'est assez rare d'en arriver là et, finalement lorsqu'on parle d'ulcère (trou, perforation), c'est en réalité d'ulcération (lésion de la muqueuse, avec éventuellement une plaie qui peut saigner). C'est déjà bien assez pénible comme ça ! La bactérie qui en est responsable est connue de l'espèce humaine (et seulement d'elle !) depuis la préhistoire. Il y a 11 000 ans, donc, *Helicobacter Pylori* en faisait déjà voir de toutes les couleurs aux estomacs humains. Depuis toutes ces années, elle se niche dans les cellules du mucus de la paroi. Ses sécrétions lèsent les cellules et entraînent une inflammation propice au développement de l'ulcère. Et pourtant, cela ne fait pas si longtemps que cela qu'on la connaît intimement. Par exemple, on sait que la contamination se fait souvent avant l'âge de 10 ans, même si les signes de la maladie se développent à l'âge adulte. Elle est responsable de 90 % des cas de maladie ulcéreuse. Sans vouloir vous affoler, sachez qu'environ 50 % de la population mondiale serait porteuse de cette bactérie, et que 10 à 20 % des personnes concernées souffriront effectivement d'un ulcère un jour ou l'autre. Le traitement classique de l'ulcère à *Helicobacter pylori*, ce sont les antibiotiques, et ça marche très bien. Mais les huiles essentielles peuvent en venir à bout, à condition de consulter un médecin aromathérapeute. Votre pharmacien vous orientera vers ce type de spécialiste, à condition qu'il soit lui-même sensibilisé à cette discipline. Reste 10 % dont nous sommes responsables.

On peut se « fabriquer » son ulcère en ingurgitant des aspirines ou des anti-inflammatoires à tout va. On ficelle le tout à l'aide d'une bonne dose de tabac et de stress et voilà : on a entre les mains un bel ulcère gastrique, à traiter impérativement sous peine de risquer – 30 fois plus qu'un autre – un vrai de vrai cancer de l'estomac.

On est rarement porteur d'un ulcère gastrique sans le savoir : les douleurs semblables à des crampes brûlantes, associées parfois à une sensation de faim douloureuse, hantent l'estomac à jeun et quelques heures après les repas. Elles disparaissent comme par enchantement lorsqu'on mange. La souffrance peut même vous réveiller la nuit !

■ POURQUOI NE PAS PRENDRE DES MÉDICAMENTS ANTI-ACIDES ?

Oui, pourquoi pas. Ponctuellement, il n'y a pas de mal. Mais d'une part, ils ne traitent pas le problème (ils ne font que soulager la douleur) et d'autre part, leur composition n'est pas anodine. Bon nombre d'entre eux contiennent par exemple de l'aluminium. Or, on soupçonne ce métal d'être fortement toxique, notamment pour le cerveau, même à faible dose. Il serait impliqué dans le développement des maladies dégénératives, entre autres. Une fois de temps à autre, pas de problème, mais cela vaut-il vraiment la peine d'augmenter ses risques de développer une maladie d'Alzheimer, alors que l'on peut traiter autrement ses brûlures d'estomac ?

■ POURQUOI NE FAUT-IL PAS S'ALLONGER APRÈS AVOIR MANGÉ ?

Pour profiter de la gravité ! Si vous restez debout, l'acide a plus de mal à remonter dans les « tuyaux ». Si vous mettez le tout à plat, vous ouvrez « en grand » la porte aux giclées d'acide. Perdre du poids et porter des vêtements dans lesquels on est à l'aise relève de la même logique. Tout ce qui compresse l'estomac peut ressembler à une pression sur un tube de mayonnaise : la mayo, si le tube est ouvert, n'a d'autre choix que d'en sortir. Eh bien les vêtements serrés (tout comme les kilos en trop) « pressent » l'estomac, dont l'acidité n'a d'autre possibilité que d'en sortir. Certaines brûlures d'estomac disparaissent miraculeusement rien qu'en desserrant sa ceinture !

■ ON M'A DIT QUE LE VINAIGRE POUVAIT SOULAGER, EST-CE VRAI ?

Ça peut paraître bizarre de combattre de l'acide gastrique avec un autre genre d'acide. Pourtant, le premier est agressif, et pas le second. Ce conseil est donc valable mais à plusieurs conditions : le vinaigre doit impérativement être de bonne qualité, et il doit être issu de cidre de pomme. Dans ce cas, et seulement dans ce cas, vous pouvez boire lors de chaque repas un verre d'eau dans lequel vous ajoutez une cuillère à soupe de vinaigre. Faut-il préciser qu'il ne faut pas prendre cette boisson à jeun, donc pas avant les repas ?

■ LES MÉDICAMENTS PEUVENT-ILS BRÛLER L'ESTOMAC ?

Pas tous, mais certains. L'aspirine est connue pour ça. Certains autres médicaments, agressifs pour la muqueuse gastrique, sont souvent responsables de douleurs. Les plus connus sont les anti-inflammatoires, mais aussi certains antidépresseurs ou sédatifs peuvent être très mal tolérés. Prenez-les toujours au cours d'un repas, jamais seuls. Et parlez-en à votre médecin ou à votre pharmacien.

■ FAUT-IL « ÉCOUTER » SON ESTOMAC ?

Bien sûr, c'est le meilleur baromètre : il sait mieux que vous ce qui lui convient ! Si certains aliments lui font grincer des acides, à l'évidence évitez-les. Si d'autres, listés dans les aliments « à éviter », vous conviennent, roulez jeunesse !

■ LES GRAISSES ALIMENTAIRES PEUVENT-ELLES APAISER ?

Ça dépend desquelles. Les repas gras, donc par définition indigestes, sont à proscrire. Ils nécessitent beaucoup d'acides pour leur digestion, vous imaginez la suite. C'est particulièrement vrai s'il s'agit de graisses provenant des viandes, charcuteries, produits laitiers ou fromages. Cependant, il ne faut évidemment pas fuir toutes les graisses, et notamment celles qui contiennent des acides gras dits « insaturés ». Ainsi, les poissons gras et les huiles végétales de noix, d'olive, de colza sont, au contraire, porteurs d'acides gras bénéfiques. Ils sont anti-inflammatoires et augmentent même la résistance de la muqueuse de l'estomac !

■ MA HANTISE, C'EST LE PETIT DÉJEUNER. POURQUOI AI-JE TOUJOURS MAL APRÈS ?

Il y a fort à parier que, comme bon nombre de Français, vous prenez un petit déjeuner particulièrement assassin pour votre estomac. Premier cas de figure : vous n'avalez rien ou un café. Il n'y a pas pire : l'estomac sécrète des acides qui n'ont rien à digérer, sauf lui-même... Bon démarrage matinal ! En deuxième position ex aequo, nous avons le pack jus d'orange + café (ou thé) au lait. Le jus d'agrume démarre très fort en réveillant l'estomac, exactement comme si une personne mal intentionnée vous tirait du sommeil en faisant crisser une craie sur un tableau. Ensuite, la fête continue puisque certaines substances du thé ou du café forment des sortes de grumeaux avec le lait, rendant le tout absolument indigeste. Précisons que ce mélange est néfaste à tous, que l'on souffre ou non de brûlures d'estomac.

On ne va pas vous imposer un petit déjeuner standard, tant le manque d'imagination pour ce repas est déjà préoccupant, mais quelques pistes peuvent vous éclairer.

Le matin, il faut manger. Les céréales et pains complets additionnés de beurre (mais oui !) et de miel représentent un bon choix. Pourquoi pas du pain d'épices. Pour les boissons, l'idéal est le thé vert (au jasmin ou à la menthe si vous le trouvez trop fade « nature ») ou sinon la chicorée, ou encore du cacao (pas de chocolat au lait pour les mêmes raisons que précédemment). Sinon, du lait végétal peut fort bien convenir (lait d'amande ou de soja). Enfin, un fruit entier est toujours préférable au jus de fruit, et des fruits secs conviennent également. Une compote ou un fruit cuit si vous tolérez mal les fruits crus. Si vous aimez le fromage ou le fromage blanc, c'est le meilleur moment de la journée pour en manger. Enfin, un œuf à la coque de temps en temps (par exemple une fois par semaine), c'est parfait !

■ QUELLES SONT LES PLANTES LES PLUS UTILES À L'ESTOMAC ?

- La mélisse, qui s'oppose aux troubles digestifs d'origine nerveuse.
- La menthe, plante digestive par excellence ; elle est très utile contre les lourdeurs.
- Le curcuma parce qu'il stimule la sécrétion de mucus gastrique protecteur et combat les irritations.
- La racine de gingembre, enfin, est très efficace. On dirait qu'elle « absorbe » les acides, et qu'en plus elle apaise les nerfs ! Si vous n'aimez pas son goût dans les plats, prenez des comprimés de gingembre à la fin des repas ; il faut augmenter les « doses » jusqu'à ce que vous ayez un arrière goût de gingembre dans la bouche.

Douce réglisse

La réglisse protège la paroi de l'estomac. C'est la glycyrrhizine qui est responsable de cette propriété et elle entre dans la composition de nombreux médicaments. Un : elle diminue la sécrétion de pepsine, le moteur de la sécrétion acide. Deux : elle stimule la production de mucus gastrique, la substance qui tamponne et apaise.

Ce double effet réglisse a tendance à faire oublier à ses fans qu'elle est aussi responsable d'hypertension artérielle et ce, à des doses relativement modestes. Elle est par conséquent contre-indiquée aux hypertendus et doit être consommée avec modération dans tous les cas.

■ QUEL EST LE REMÈDE HOMÉOPATHIQUE LE PLUS INDIQUÉ ?

Il y en a deux : *Arsenicum album* et *Nux vomica*. Alterner 5 granules de chaque en 5 CH, 3 fois dans la journée (donc cela fait 6 prises en tout). Poursuivre jusqu'à cessation des brûlures.

Y A-T-IL D'AUTRES MOYENS NATURELS ANTIDOULEUR ?

Oui, vous pouvez aussi faire appel à :

- l'argile (ou kaolin), qui tapisse la muqueuse gastrique, la protège et aide à la cicatrisation en cas d'ulcère. En outre, elle « absorbe » les sécrétions acides de l'estomac ;
- le lithotame, une petite algue calcaire (contenant du carbonate de calcium) qui neutralise l'acidité gastrique.

Bons gestes

Si vous souffrez de brûlures d'estomac :

➔ ***perdez du poids*** *si vous en avez besoin ;*

➔ ***mastiquez les aliments****, sinon la période d'acidité gastrique se prolongera forcément, et avec elle les risques de souffrir ;*

➔ ***faites des petits repas****, quitte à vous attabler plus souvent. Mieux vaut 5 assiettes frugales que 3 pantagruéliques. Les gros repas distendent l'estomac ;*

➔ ***calmez-vous****. Le stress et un rythme de vie effréné accroissent la production d'acide ;*

➔ ***surélevez la tête du lit****. Vous pouvez même vous reposer assis, si vous vous sentez mieux. Pourquoi pas ?*

➔ *portez des* ***vêtements amples*** *;*

➔ ***consultez*** *un médecin si les douleurs d'estomac persistent, si elles sont précises, ponctuelles et rythmées par les repas, et débouchent sur des crises pouvant durer plusieurs jours. C'est peut-être un ulcère ;*

➔ ***ne grignotez pas*** *! Entre deux repas, la quantité d'acide dans l'estomac baisse énormément. C'est à ce moment que les cellules endommagées se réparent naturellement en quelques heures ;*

➔ ***faites du sport****, ou au moins de la gym « ventre plat » : renforcer la sangle abdominale est une priorité pour la digestion tout entière ;*

- ➔ ***n'imposez pas d'hyperpression*** *à votre estomac, surtout pendant la digestion. Il s'accommode mal de la toux, des vomissements, du port de charges lourdes (déménagement) ;*
- ➔ ***ne vous penchez pas*** *en avant, ne vous avachissez pas, n'ayez pas la tête plus bas que l'estomac (poirier !) Tout cela favorise les remontées acides,*
- ➔ ***ne fumez pas****. Le tabac est directement responsable d'acidité. La fumée des autres vous est aussi nocive : mangez en espace non-fumeur, ou aérez les pièces ;*
- ➔ ***évitez de prendre de l'aspirine*** *à tout bout de champ. Ce médicament merveilleux est trop souvent consommé couramment, au quotidien, pour le moindre mal de tête, une douleur au dos ou une petit fièvre. Privilégiez le paracétamol.*

ALIMENTS **OUI**	ALIMENTS **NON**
• **L'avoine** protège les muqueuses de l'estomac contre l'irritation. • **L'eau de Vichy** Saint-Yorre. Elle est riche en bicarbonate de sodium et aussi efficace que les médicaments anti-acides (preuves à l'appui !) : moins 50 % de production d'acides assuré. • Privilégiez **la carotte**, le coing, le fenouil, la figue, la laitue, la pomme et la pomme de terre. Le top : **le chou cru**, grand protecteur de la muqueuse de	• Ne mangez pas trop **gras** et ne buvez pas trop d'**alcool**. L'alcool, les excitants (**café** – même décaféiné – **tabac**, colas, alcool y compris bière et surtout vin) et les graisses cuites provoquent la production en masse d'acide chlorhydrique. Si vous ne pouvez vous passer d'alcool, au moins n'en buvez pas à jeun. Grignotez quelque chose à l'apéritif. • Attention aux **aliments trop salés** et **trop sucrés** : les deux agressent les cellules, provoquant une hypersécrétion acide. • Ne cédez pas aux orgies de radis, **d'ail**, d'oignon. • Méfiez-vous des **épices**, mais c'est affaire de tolérance personnelle : certains

l'estomac. Il contient un acide aminé, la glutamine, qui augmente l'irrigation sanguine de l'estomac.

- Faites-vous aider du **miel** : une cuillère fait office de médicament anti-acide, à condition d'avoir été extrait à froid (vérifiez sur l'étiquette). Il soulage et pourrait, dans une certaine mesure, bloquer la prolifération des bactéries responsables de l'ulcère.
- **La banane** protège de l'ulcère et soulage en partie ses brûlures.
- **Les fruits de mer** et **la viande maigre** : le zinc favorise la cicatrisation.
- **Les végétaux** en général, notamment les légumes secs : leurs fibres sont bénéfiques. A condition de les digérer correctement.
- Préférez les viandes (filet, gigot d'agneau) et poissons tendres (sole, colin), aux viandes dures (steak trop cuit) et aux poissons de texture ferme (thon).

les supportent fort bien (et même se sentent « soulagés »), d'autres pas du tout.

- Les **aliments gras** (fritures, chocolat, viandes et fromages gras) déclenchent des réflexes de nausée. Pire : ils bloquent un petit muscle de l'œsophage qui demeure légèrement entrouvert, laissant remonter les sucs digestifs normalement conçus pour rester dans l'estomac.
- Attention à **la mayonnaise**, la sauce piquante, **les tomates** (surtout la peau, qui irrite l'estomac).
- Ne mangez pas **d'aliments trop chauds**, ni trop froids (**glaces**).
- Ne buvez pas de **lait** même s'il apaise temporairement la douleur, la réponse du corps est la sécrétion, à moyen terme, d'encore plus d'acide. Au secours !
- Hélas, il va vous falloir éviter **le chocolat**, qui cumule les mauvais points à cause du gras et de la caféine… Pour une fois, mieux vaut à la rigueur du chocolat blanc, si vraiment vous devenez fou de privation.
- Renoncez au **jus d'orange** à jeun. En revanche, ne craignez pas les agrumes (orange, citron) au cours du repas : leurs acides ne sont en rien comparables à ceux de votre estomac !
- Ne terminez pas votre repas par un bonbon à la menthe.

MON CONSEIL

☞ *Gastiplex* (laboratoires Bionutrics), enzymes de plantes, gamma oryzanol, substances végétales mucilagineuses ; facilite la digestion et protège la paroi gastrique. 1 à 2 gélules avant les repas, 90 gélules, 22 €.

■ LE HOQUET C'EST GRAVE ?

Non, tant que ça ne dure que quelques minutes, de temps à autre. C'est une contraction spasmodique subite et involontaire du diaphragme qui s'accompagne d'une constriction de la glotte, de vibrations des cordes vocales. La signature : un bruit caractéristique, souvent nettement plus drôle pour l'entourage que pour celui qui l'émet ! Certains médecins pensent que cette bizarrerie est liée à l'aérophagie, mais tout le monde n'est pas d'accord sur ce point.

Bons gestes

➔ ***Inspirer à fond*** *et garder l'air bloqué dans les poumons le plus longtemps possible.*

➔ ***Boire très vite de l'eau*** *sans reprendre sa respiration peut aussi être un bon « truc » anti-hoquet.*

➔ ***Ne pas stresser à table****, ni manger en parlant beaucoup et en faisant force gestes. Plus on stresse, plus on remue en mangeant, plus on risque de faire une crise de hoquet.*

■ EXISTE-T-IL UN COUPE-HOQUET VRAIMENT EFFICACE ?

L'huile essentielle d'estragon est utile. Mélangez-en 2 gouttes à 10 gouttes d'huile d'olive, trempez un sucre dans la préparation et avalez. Le hoquet est immédiatement stoppé. S'il revient vous embêter fréquemment, peut-être manquez-vous de magnésium.

MON CONSEIL

☞ Magnésium d'origine marine (laboratoires Biotechnie). 4 gélules par jour pendant 10 jours, puis 1 le matin et le soir jusqu'à disparition des troubles. 40 gélules, 12 €.

3

Le foie

Le foie est un genre de roi dans la mesure où lorsqu'il est en crise, le Royaume entier vacille. Parce que si certains médecins avancent que la crise de foie n'existe pas, il faut bien dire que lorsqu'on en souffre, on n'a plus aucun doute. C'est normal : cet organe digestif est sur tous les fronts puisqu'il a non pas 2 mais 500 casquettes ! Parmi ses multiples tâches, notons surtout qu'il est chargé d'éliminer les poisons en tous genres (y compris les résidus de médicament, le tabac, l'alcool, les toxines alimentaires, etc.). Il capte tous ces « indésirables » pour les expulser dans les urines et les matières fécales. Mais si l'ampleur des déchets à traiter excède ses capacités, les « poubelles » ne se vident plus. Apparaissent alors les caractéristiques lourdeurs, nausées voire vomissements, maux de tête dits « hépatiques »... on est « barbouillé ». Les éboueurs du foie se mettent en général en grève à la suite d'excès répétés de repas gras et/ou d'abus d'alcool. Il faut alors mettre le foie au vert. On conseille souvent aux personnes sensibles de faire une cure au printemps et à l'automne pour stimuler un foie quelque peu paresseux lors des changements de saison.

■ PEUT-ON ANTICIPER LES FÊTES DE FIN D'ANNÉE ?

C'est même fortement conseillé. D'abord, ce n'est pas le moment d'arrêter le sport si vous pratiquez. Sinon, bougez un peu plus que d'habitude.

Si vous le pouvez, faites « maigre » pendant une petite semaine avant le début des agapes. Descendez votre consommation de gras au niveau plancher (quelques cuillères d'huile d'olive par jour suffisent) : limitez au maximum la viande, les fromages, les produits laitiers.

Pourquoi ne pas axer votre alimentation sur les soupes pendant cette courte période ? Les fruits et légumes, crus ou cuits, sont parfaits pour ce que vous recherchez. Et surtout, zéro alcool. Grâce à cela, vous mettez votre foie en vacances, il sera en grande forme le jour J. Conservez ce « régime » jusqu'au soir du réveillon.

Le soir de fête, relaxez-vous, soyez à l'aise dans vos vêtements, avec vos amis, etc. Ne stressez pas pour un rien : oui tout va bien se passer, oui vous êtes parfait(e), oui, oui, oui ! Ne boudez pas les plats traditionnels. La dinde, par exemple, contient de l'acétylcystéine qui gonfle les cellules en une substance anti-gueule de bois (le glutathion).

Pour chaque verre de vin, buvez deux verres d'eau, si possible minérale. Toujours en ce qui concerne les boissons, sachez que le sucre des fruits (fructose) atténue certains effets de l'alcool (mais pas la « gueule de bois »). Donc, du jus de fruit à l'apéritif et/ou de la salade de fruits en dessert (ou des mangues et des lychees, classiques à cette époque), c'est une bonne idée pour protéger votre organisme.

Si vous le pouvez, prenez un peu l'air, ou au moins faites quelques pas : c'est fou ce que des petits « trucs » comme ceux-là peuvent faire du bien. Le lendemain, reprenez votre régime « maigre » : soupes, fruits, eau minérale.

Évitez de tomber dans les restes de foie gras et autres bûches pleines de crème.

> ***Foie gras***
> *Si vous savez d'avance que vous ne pourrez pas vous modérer, ou si vous vous êtes laissé déborder par les coupes de champagne, ayez le bon réflexe. Avalez avant et après un sachet contenant de la N-acétylcystéine (*Exomuc *ou* Mucomyst*, en vente en pharmacie, sans ordonnance) dans un verre d'eau. Pensez-y avant de vous coucher, même si vous tombez de fatigue. C'est le meilleur moyen de ne pas être nauséeux les lendemains de fêtes arrosées.*

■ IL PARAÎT QUE L'ARTICHAUT ÇA MARCHE ?

C'est vrai, mais d'autres plantes ont leur place dans la détoxication du foie.

- L'**artichaut** est une plante protectrice du foie. Elle est couramment utilisée en cas de jaunisse ou de cirrhose, afin de stimuler le renouvellement de l'organe.
- Le **radis noir** procède à un drainage en profondeur. Vous pouvez aussi consommer ce légume médicinal en croquant à belles dents dans sa chair ! Il est très souvent prescrit en cas de troubles hépatiques et biliaires chroniques.
- Le **pissenlit** est l'ami des foies capricieux. Son absorption double, triple voire quadruple la quantité de bile sécrétée en une demi-heure. Vous pouvez aussi le déguster en salade.
- Le **chardon marie** est une plante hépatique fondamentale qui contient de la sylmarine, une substance protectrice et réparatrice du foie. Il facilite aussi l'évacuation de la sécrétion biliaire. À choisir en cas d'intoxication alimentaire. Un plus : il sera parfait si, de surcroît, vous souffrez de saignement de nez ou de règles abondantes.
- Le **fumeterre** assure un fonctionnement harmonieux de la vésicule en agissant autant sur la formation de la bile que sur sa bonne évacuation. Elle permet au passage d'éviter la formation de calculs biliaires. Intéressante en cas de migraines hépatiques ou de nausées pendant la grossesse. Attention ! Cette tisane est à consommer loin des repas.

- Le **boldo** entre dans la composition de nombreux médicaments pour soigner le foie. On l'utilise surtout pour stimuler la digestion après un repas trop copieux. Surtout si ces troubles sont associés à une sécheresse de la bouche.
- L'aubier de **tilleul** est dépuratif, antispasmodique, et il stimule la vésicule biliaire. Il est conseillé aux foies paresseux, responsables de migraines. À choisir en cas d'aérophagie et d'état nauséeux.
- Le **romarin** stimule lui aussi la vésicule biliaire. Il est intéressant en cas d'inflammation chronique de la vésicule. Rien qu'en le humant, on a l'impression d'aller mieux ! À choisir si vous souffrez aussi de ballonnements et de douleurs abdominales.
- Le **desmodium** est sans doute le végétal le plus détoxifiant des dégâts causés au foie par l'alcool. C'est aussi un bon stimulant de la vésicule biliaire. A alterner avec le **chrysanthellum americanum**, autre plante éminemment détoxifiante.
- Le **fenouil, la menthe et la mélisse** lèvent les spasmes digestifs et absorbent les gaz intestinaux.
- La **ballote** : la plante des enfants. Elle peut tripler le volume de la bile excrétée par demi-heure, et favorise donc la digestion. C'est aussi et surtout une des plantes les plus sédatives qui soient. Elle est totalement dénuée de toxicité.

Le mieux, c'est de prendre des tisanes afin de « laver » l'organisme à grande eau. Principe de base : plus la tisane est amère, plus vite vous serez guéri ! Laissez toujours infuser 10 minutes, et buvez une tasse avant chaque repas.

■ EST-CE QUE CERTAINS MÉDICAMENTS PEUVENT AGRESSER LE FOIE ?

Tous les médicaments peuvent entraîner une intoxication hépatique, c'est-à-dire détruire les cellules du foie. C'est pourquoi les phytothérapeutes et médecins soucieux du « terrain » proposent en général des plantes pour soutenir le foie en parallèle à TOUT traitement médicamenteux, quelle que soit la maladie. Pensez-y, d'autant qu'après une attaque du foie, la fatigue peut persister fort longtemps, même après guérison complète.

■ EST-CE QU'ON PEUT VRAIMENT SOIGNER SOI-MÊME SON FOIE ?

Gérer une « crise de foie » est à la portée de tous. Surtout que le pauvre foie n'y est souvent pour rien ! Pallier une insuffisance chronique du foie ou diagnostiquer une hépatite est une toute autre histoire. En l'absence d'amélioration nette et rapide, ne poursuivez en aucun cas en automédication un traitement à base de plantes, même si elles vous paraissent anodines. Il faut consulter.

Bons gestes

- ➔ *Manger une **nourriture équilibrée et saine**, surtout quand votre foie va mal.*
- ➔ *Penser à **boire beaucoup** (d'eau) entre les repas pour accélérer l'évacuation des déchets.*
- ➔ ***Dîner assez tôt**, afin de laisser au système digestif le temps de bien amorcer la digestion avant de dormir.*
- ➔ ***S'asseoir correctement** à table, c'est-à-dire bien droit, afin d'éviter les pressions sur l'un ou l'autre des organes digestifs.*
- ➔ *Si l'état nauséeux ne cède pas rapidement, mieux vaut **consulter**. Peut-être souffrez-vous d'empoisonnement dû à une bactérie présente dans un aliment ? Ou encore peut-être souffrez-vous d'une hépatite ?*

ALIMENTS **OUI**	ALIMENTS **NON**
• Votre foie adore les **fruits et légumes** frais… • Ses **friandises préférées** : artichaut, pissenlit, carotte, salade (éventuellement cuites), cresson, tomate, olive, pomme, fruits acides (orange, pamplemousse, mandarine), raisin. • **Eau + jus de citron** = un grand draineur hépatique. • **Le riz blanc** soulage, c'est l'un des très rares aliments tolérés en cas de « crise de foie ». • **Eaux minérales sulfatées** (Hépar, Contrex), chou, poireau, ail, fruits de mer. Le soufre est le grand régulateur de la fonction hépatique. Attention : la cuisson longue le détruit. • **Huile d'olive**, de colza, poissons gras. Leurs acides gras polyinsaturés régénèrent le foie. C'est le contraire pour les autres types de gras (beurre, huile de Tournesol, viandes… en excès). Attention cependant : au cœur de la crise, mieux vaut éviter TOUT gras.	• Repérez et chassez les trois ennemis jurés du foie : **sucre, gras** et **alcool**. Ce dernier représente la hantise absolue pour le foie. Arrêt TOTAL. • **Évitez** donc : charcuterie, chocolat, viande grasse, œuf, jus de fruit du commerce.

MON CONSEIL

De temps en temps,
offrez à votre foie une remise en forme.

☞ *Hepagastril* (laboratoires Biotechnie) : radis noir, artichaut, anis vert, papaye, fenouil, romarin, aubier de tilleul, ferments lactiques. 2 gélules à jeun le matin et le soir pendant 10 jours, 40 gélules, 12 €.

☞ *Detoxification Factors* (laboratoires Bionutrics) : choline, taurine, glutamine, méthionine, vitamines et minéraux antioxydants. 1 gélule le matin et le soir, 60 gélules, 43 €.

☞ Prendre quelques granules ou une dose de *Nux Vomica* 9 CH avant tout repas riche et arrosé, c'est une bonne prévention de la « crise de foie ».

☞ *Phytostandard* (laboratoires Phytoprevent) d'artichaut et de radis noir. 1 cuillère à café dans 1 verre d'eau matin et soir, cures de 3 semaines. 150 ml, 23 €.

4

Les diarrhées

L'émission de selles trop fréquente, temporaire ou chronique, est appelée diarrhée. Mais dans le langage courant, « diarrhée » évoque aussi l'apparition de selles liquides (pas forcément trop rapprochées), alors que dans le langage médical, la diarrhée est définie par un poids quotidien de selles supérieur à 300 grammes. En deçà, on parle de fausse diarrhée... Mais comme il est rare de penser à emporter sa balance lorsqu'on se rend aux toilettes, et que tout le monde reconnaît une diarrhée lorsqu'elle arrive, l'important est de retenir qu'elle doit céder rapidement, sinon il peut s'agir d'une infection ou d'une maladie intestinale.

■ LE STRESS PEUT-IL DÉCLENCHER UNE DIARRHÉE ?

Bien sûr, ça ne vous est jamais arrivé quand vous étiez petit ? Ou ado avant un rendez-vous amoureux ? Ou même adulte, toujours pour des raisons émotionnelles ? Chez les hypersensibles, le simple fait de voyager (le stress du voyage en fait) peut déclencher une diarrhée. Tandis que chez d'autres personnes, surtout des femmes, un même déplacement entraînera une constipation... C'est dire à quel point ventre et émotions sont liés. Même lorsqu'on ne conçoit pas une activité comme stressante, elle peut l'être inconsciemment et provoquer des réactions intestinales. Naturellement, rien de grave dans ce cas : ne vous lancez pas dans un traitement inadapté. Pensez juste à boire un peu plus pour maintenir votre hydratation.

■ LES INFECTIONS INTESTINALES PROVOQUENT-ELLES AUTOMATIQUEMENT DES DIARRHÉES ?

Non, mais très souvent quand même. La plupart des infections intestinales sont « bruyantes » : on ne peut pas passer à côté. Que l'on souffre de gastro-entérite ou de *turista*, on passe en général par la case « diarrhée », car le corps essaie de se débarrasser des microbes par les selles. Les douleurs abdominales ont tendance à nous plier en deux, et/ou à se localiser dans la partie gauche de l'abdomen. Les responsables de tout ce chambardement sont des germes (salmonelles, colibacilles...), des virus (gastro-entérite) ou des parasites (amibes). En général, on sait où et quand on a attrapé le microbe, mais ce n'est pas toujours le cas. L'eau contaminée est un vecteur bien connu d'infection intestinale, surtout dans les pays chauds. Mais on peut aussi très bien avaler des aliments infectés, ou simplement être en contact avec des personnes atteintes. Si vous revenez d'un voyage avec une infection intestinale, méfiez-vous, car si la majorité est banale, certaines peuvent être graves. En l'absence d'amélioration rapide, consultez.

VACANCES J'OUBLIE TOUT ?

Méfiance, car les parasites, eux, ne vous oublient pas. La célébrissime diarrhée du voyageur, aussi nommée « turista » au Mexique, « djerbienne » en Tunisie, « delhi-belly » en Inde, ou encore « vengeance », « hot dog », « gigue »... touchent toujours les personnes qui ne sont pas « du coin » et n'ont pas les défenses pour lutter contre certaines bactéries présentes dans l'eau ; notre flore intestinale qui y est confrontée pour la première fois, réagit violemment en cherchant à expulser l'ennemi. Cette notion de fief est importante, car si nous ne considérons pas la France comme un pays « à risque », les Américains, eux, attrapent souvent une « turista » qu'ils pourraient appeler « le sale tour d'Eiffel » par exemple ! Cependant, dans la majorité des cas, les diarrhées que l'on subit en vacances sont, en fait, dues à des toxi-infections et non à des bactéries, ce qui explique que nous n'ayons pas du tout de fièvre, même si nous avons l'impression de nous vider et que « la fin est proche ». Cela signifie également que les antibiotiques n'ont absolument aucun effet sur ces « incidents de parcours », puisqu'ils ne combattent que les bactéries. Si vous en êtes victime, pensez surtout à vous hydrater énormément (boissons sucrées de préférence, pour une fois le Coca-cola est recommandé !), à prendre des sels minéraux éventuellement en compléments, pour compenser ceux que vous perdez, et faites appel aux anti-diarrhéiques naturels conseillés plus bas : ils limiteront le volume des selles et les douleurs. Et attendez patiemment.

Que se passe-t-il ?

Dans votre corps, la guerre fait rage. L'Escherichia coli, *très souvent en cause dans la diarrhée du voyageur, fait naturellement partie de notre flore intestinale. Mais les* E. coli *étrangères provoquent un conflit, car elles sécrètent une toxine qui empêche nos intestins d'absorber l'eau. Toute l'eau ! Celle des aliments, celle que l'on boit, etc. Bilan : le corps est forcé d'évacuer tout ce liquide, d'où les selles hyper liquides. C'est fort désagréable mais nous ne sommes pas vraiment malades.*

En revanche, méfiance si votre diarrhée s'accompagne de sang ou d'aspect bizarre des selles, le tout sur fond de fièvre. Là, ça sent la bactérie, et si les mesures que vous trouverez dans « mes conseils » n'aboutissent pas très rapidement à une amélioration, les antibiotiques seront nécessaires. Dans ce cas, prendre un anti-diarrhéique est plutôt une mauvaise idée car alors les germes en cause, très agressifs, seront plus longtemps en contact avec la muqueuse intestinale. Mieux vaut au contraire évacuer, et c'est d'ailleurs ce que s'efforce de faire le corps.

■ QUELLES SONT LES PRÉCAUTIONS DE BASE POUR ÉVITER LA TURISTA ?

Ne buvez que des liquides encapsulés (jamais d'eau du robinet), évitez les crudités, pelez les fruits, évitez les boissons et aliments glacés, évitez les plats mal cuits et/ou réchauffés plusieurs fois. Ne fondez pas vos espoirs sur l'alcool : il ne tue pas les bactéries qui nous concernent. Dans la mesure du possible, essayez de manger dans de la vaisselle nettoyée à l'eau purifiée. Et pourquoi ne pas emporter des comprimés désinfectants pour l'eau, ne serait-ce que pour pouvoir vous laver les dents avec l'eau du robinet ainsi traitée ? Cependant, si vous restez un petit moment à l'étranger, et malgré toutes vos précautions, il y a une « chance » sur deux pour que vous l'attrapiez quand même… Enfin, il y *avait*. Car il existe un produit bien adapté qui vous met plus sûrement à l'abri de ce spectre. Comme il existe le *Lactibiane* (voir p. 61), le même laboratoire propose le *Lactibiane Voyage*, qui contient des souches spécifiques de nature à prévenir la diarrhée du voyageur. 20 milliards de ferments protecteurs par sachet et des fibres d'acacia qui agissent en synergie pour protéger la flore intestinale des voyageurs. Il suffit de prendre 1 sachet tous les jours (à partir de la veille du départ), à diluer dans un grand verre d'eau (en bouteille !), 1/2 heure avant un repas. Il restera toujours des facteurs non maîtrisables, tels que le stress, la fatigue, la chaleur… qui participent au dérèglement intestinal. Sachez que dans 50 % des cas, on ne trouve aucune cause aux diarrhées du voyageur !

LA DIARRHÉE EST-ELLE SALUTAIRE ?

Oui, dans la majorité des cas. Exactement comme la fièvre, la diarrhée est un moyen très puissant et efficace de l'organisme pour se débarrasser de ce qui le rend malade. Si vous prenez des antidiarrhéiques, vous entravez ce phénomène, et la guérison peut être retardée d'autant. C'est pourquoi de nombreux médecins recommandent simplement d'attendre que ça se passe. Même si cela ne vous fait pas particulièrement plaisir sur le coup, c'est le mieux pour vous ! Mais bien sûr, il faut savoir raison garder. Si vous avez absolument besoin de travailler ou d'être en meilleure possession de vos moyens, et que vous ne pouvez vous permettre de passer la journée assis aux toilettes avec une pile de BD à vos pieds, nous vous proposerons des remèdes efficaces pour que vos passages dans ce lieu d'intimité restent compatibles avec une vie sociale normale.

D'autre part, la diarrhée peut être dangereuse pour les bébés, les jeunes enfants, les personnes âgées ou affaiblies.

LES MÉDICAMENTS PEUVENT-ILS PROVOQUER LA DIARRHÉE ?

Évidemment. Si vous prenez un traitement (antibiotiques, colchicine…), il se peut très bien que vous ne le supportiez pas. Ne l'arrêtez pas : parlez-en à votre médecin ou à votre pharmacien.

Une cause classique et méconnue de diarrhée, ce sont… les brûlures d'estomac. Non pas que les acides gastriques puissent causer des diarrhées en se frayant un passage jusqu'aux intestins, mais si vous avez pris un anti-acide, il y a de fortes chances pour que ce soit lui qui vous scotche sur le siège des toilettes. C'est justement le principe actif anti-acide, l'hydroxyde de magnésium, qui a ce fâcheux effet secondaire. L'alternative serait de prendre un anti-acide à l'hydroxyde d'aluminium, mais qui, d'une part, s'avère moins efficace, et d'autre part, se révèle dangereux (voir p. 33). La quadrature du cercle. Raison de plus pour ne pas utiliser ce genre de médicament.

■ QUELS SONT LES PREMIERS RÉFLEXES À AVOIR ?

Prendre du charbon ou de l'argile. Ils existent sous forme de gélules que l'on peut laisser en permanence dans son sac. Il faut d'ailleurs toujours en emporter en voyage. Les substances qu'ils contiennent absorbent les toxines, les virus et tout autre « indésirable » pour les évacuer.

■ L'HOMÉOPATHIE PEUT-ELLE VRAIMENT AIDER ?

Oui. Inutile de subir stoïquement les douleurs liées aux diarrhées, vous ne gagnerez pas de médaille. Soulagez-les à l'aide de l'homéopathie, très efficace (la posologie est identique pour tous : 5 CH, 3 granules toutes les 5 minutes jusqu'à amélioration).

- Le grand remède de l'intoxication alimentaire, c'est *Nux Vomica*. Pensez à lui dès que les symptômes classiques se présentent (vomissements, spasmes abdominaux).
- Si ce qui ne passe pas était surtout gras et que les douleurs qui ponctuent vos diarrhées vous plient en deux : *Carbo vegetabilis*.
- Vous pensez que tout a été déclenché par des viandes ou des coquillages pas très frais. Vos douleurs au ventre sont moins violentes lorsque vous buvez des boissons chaudes. Vous souffrez éventuellement de nausées et de vomissements : *Arsenicum Album*.
- Ce sont les huîtres ou les fruits qui sont à l'origine de vos troubles, surtout s'ils étaient trop froids. Vos diarrhées sont très liquides et très douloureuses, les douleurs (type crampes) sont soulagées lorsque vous vous allongez sur le ventre : *Podophyllum*.
- Vous avez abusé des pâtisseries : *Argentum nitricum*.
- Tout est à cause du lait : *China*.
- Des gargouillis bruyants précèdent chaque diarrhée et s'accompagnent de douleurs autour du nombril. Votre état empire si vous mangez ou buvez : *Cambodgia*.
- Les douleurs apparaissent et disparaissent brusquement, elles ressemblent à des crampes. On se sent mieux lorsqu'on presse l'abdomen,

qu'on le réchauffe avec une bouillotte, qu'on se plie en deux : *Magnesia phosphorica*. Mêmes symptômes, mais soulagés par le froid : *Cuprum metallicum*.

- La plus petite goutte d'eau, la plus minuscule des miettes déclenche une diarrhée. On est un peu soulagé, là encore, en se « pliant » ou en se « tordant » : *Colocynthis*.
- Les diarrhées apparaissent dans un contexte de grippe (fièvre, courbatures) : *Gelsemium*.

■ EST-CE QUE JE PEUX AVOIR DES PARASITES SANS LE SAVOIR ?

Oui. Si vous êtes fatigué sans savoir pourquoi, si vous vous sentez « mal » sans vraie raison, si en outre votre appétit subit des fluctuations et si vous souffrez de maux de ventre, des vers peuvent être coupables. Non loin de l'infection intestinale, et c'est pourquoi nous en parlons ici, on trouve l'infestation du même organe, mais cette fois par des parasites. N'imaginez pas que ce trouble soit réservé à d'obscurs pays lointains ni à des personnes particulièrement nécessiteuses. La parasitose intestinale est extraordinairement répandue et, là encore, sans qu'on s'en doute. Les parasites les plus fréquemment rencontrés sont les oxyures, les ascaris ou le ténia. La meilleure façon de les éviter est d'avoir une bonne hygiène et d'éviter de manger de la viande (surtout porc et bœuf) crue. Cependant, il existe de nombreux autres biais de contamination. Par exemple si le cuisinier au restaurant n'est pas un fanatique du savon après être passé aux toilettes, ou si le steak que vous dégustez appartenait à un animal infesté. C'est pourquoi il est très courant d'être porteur sans le savoir.

■ LES ENFANTS EN ONT-ILS AUSSI ?

Chez les enfants, le problème est extrêmement courant, notamment parce que l'hygiène des mains n'est pas toujours rigoureuse. Résultat : les enfants infestés sont grognons, fatigués, ont mal au ventre, n'ont pas faim. Si l'on soupçonne des oxyures, petits vers responsables de l'oxyurose, on peut observer les selles de l'enfant. De touts petits vers blancs y remuent après que l'enfant soit allé aux toilettes. Le traitement est simple et efficace, mais doit être entrepris par l'ensemble du foyer. En effet, ces parasites sont particulièrement contagieux et l'on peut très bien en héberger sans le savoir.

Bons gestes

➔ ***Reposez-vous** le plus possible.*

➔ *Si vous n'avez pas faim, **ne mangez pas**.*

➔ ***Respectez l'utilisation du réfrigérateur**.*

➔ *« Si, dans une autre vie, j'étais une bactérie, je voudrais vivre dans une éponge » notait le professeur Chuck Gerba de l'université de l'Arizona. Les microbes ne sont pas forcément exotiques. Théoriquement, il faudrait **nettoyer son réfrigérateur** une fois par mois.*

➔ ***Réfléchir à son alimentation** en cas de gastro-entérites à répétition : il y a toutes les chances que le problème vienne de là. Cantine peu fiable ? Menus anarchiques ? Abus d'aliments spécifiques (épices…) ? Hygiène douteuse dans la cuisine ?*

➔ *Le **stress** est un grand déclencheur de diarrhée. Traitez votre stress.*

➔ ***Lavez-vous les mains** avant chaque repas afin d'éviter la recontamination.*

➔ *Pensez aux **comprimés désinfectants**, bien pratiques lorsqu'on voyage.*

➔ ***Ne vous ruez pas sur les antibiotiques**. Ils sont très rarement nécessaires.*

- ➔ *Inutile de jeûner et d'entamer une « mise au repos des intestins » (souvent appelée régime « liquide clair »), préconisée dans une période d'obscurantisme nutritionnel. Il faut manger comme d'habitude.* ***Manger à sa faim****, ne pas se forcer !*
- ➔ ***Ne confondez pas*** *intoxication/infection et … abus de laxatifs, ou d'aliments trop riches en fibres (pruneaux, figues…)*
- ➔ ***N'utilisez pas d'antidiarrhéiques*** *car vous risquez la constipation….*
- ➔ ***Ne cherchez pas à tout prix à stopper une diarrhée.***
- ➔ ***N'ignorez pas la fièvre*** *: si elle est élevée (40°C) et qu'elle apparaît entre 6 et 12 heures après le repas incriminé, ce peut être une salmonellose.*

ALIMENTS **OUI**	ALIMENTS **NON**
• Buvez au moins 1 bouteille **d'eau minérale** (pour remplacer les minéraux perdus) par jour pendant quelques jours. Vous pouvez alterner avec des bouillons, mais uniquement faits main, peu salés et surtout sans aliments irritants (poireau, oignon, chou…). Attention à la déshydratation qui survient très vite, surtout chez les enfants et les personnes âgées. • Pour une fois, le **Coca** est conseillé : il limite la prolifération de la bactérie hyper courante E. Coli. Même chose pour le jus d'orange. • Mangez du **riz blanc** cuit à l'eau (ne jetez pas l'eau s'il en reste : buvez-la). Le riz fournit des glucides à faible teneur en fibres qui n'irritent pas les intestins.	• Ne consommez pas de **lait** ni de produits laitiers : après une diarrhée, on manque de lactase (l'enzyme qui permet de digérer le lactose du lait) et on supporte encore moins bien ces aliments. Qui peuvent entretenir la diarrhée ! • Évitez les **bulles** (eau gazeuse notamment). • Ne buvez pas d'**alcool**. • Attention au **miel** (surtout si non extrait à froid, le plus fréquent), naturellement légèrement laxatif. • Attention au **café** et au **thé** (pire : au lait !) • Le sorbitol est légèrement laxatif. Ce sucre est présent

• Eau de riz de cuisson + riz, **banane** écrasée, lentille, tapioca, compote de pomme : leurs fibres douces solubles peuvent absorber l'eau de l'intestin, rendant les selles moins liquides. • Le **gingembre** est très efficace contre les nausées et les spasmes. • Mangez des **carottes**. Une « cure » de carottes est même conseillée, notamment pour les enfants. • Mangez des **yaourts**, si possible à l'*acidophilus* (lire étiquette). • Mangez des **myrtilles**, qui contiennent des tanins à la fois astringents (qui diminuent les sécrétions) et antibactériens. • **L'ail** est un remarquable anti-infectieux intestinal. • Le **vin** peut détruire de nombreuses bactéries alimentaires : 1 seul verre (rouge ou blanc) suffit pour en décimer des centaines. Au-delà, la consommation excessive baisse plutôt les défenses de l'organisme : consommez avec modération.	naturellement dans certains fruits dont les **prunes** et les **pruneaux**, et dans certaines confiseries dites « sans sucre ». • Évitez pour un temps les **jus** de pomme, de poire, de raisin et les sodas (surtout lights). • Vous n'aurez pas envie d'**aliments gras** (y compris fromage), tant mieux. • **Excluez temporairement** : céréales entières, fruits et légumes riches en fibres insolubles comme les figues. En fait, en dehors des carottes, mieux vaut faire l'impasse sur les végétaux. • Préférez du **pain grillé** ou des **biscottes** au pain trop frais. • N'avalez sous aucun prétexte d'aliment « limite » : charcuterie laissée au soleil, mayonnaise hors du réfrigérateur, plats refroidis, réchauffés, refroidis, etc.

MON CONSEIL

Après un tel épisode, pensez systématiquement à refaire votre flore intestinale.

☞ *Lactibiane* 2,5 g (laboratoires Pileje), 1 sachet par jour hors des repas dans un verre d'eau, pendant 8 ou 10 jours. 10 sachets, 14 €.

☞ *Entérogenic* (laboratoires Bionutrics), 2 gélules matin et soir hors des repas avec un grand verre d'eau pendant 8 à 10 jours. 90 gélules, 27 €.

5

La constipation

Lorsqu'on demande à des personnes qui ne se plaignent pas de constipation « combien de fois par semaine allez-vous à la selle ? », la réponse est presque immanquablement « euh... je ne sais pas... Deux, peut-être trois, peut-être plus ? Ou tous les deux jours ? ». Bref : ils ne savent pas. Ou plutôt, ils ne s'intéressent absolument pas à leur transit intestinal, qui peut parfaitement être irrégulier sans que cela leur cause le moindre souci. Chez les personnes qui ont tendance à focaliser sur leurs petits problèmes quotidiens, ou bien chez les victimes de côlon douloureux, il en va tout autrement. Chacun sait à la minute près à quel moment « ça » s'est passé, comment c'était, de quelle couleur, etc.

Donc, pour nous résumer : de nombreuses personnes pensent être constipées alors qu'elles ne le sont pas. Certaines autres sont réellement constipées sans s'en rendre compte, et d'autres le sont aussi... et s'en rendent parfaitement compte.

ÇA VA ?

Cette question plutôt bienveillante, avec sa version plus recherchée « comment allez-vous ? » sous-entend « ... à la selle ». Vous pouvez sans rougir répondre « oui » si « ça va » entre 3 fois par jour et trois fois par semaine. En effet, nous avons tous des temps de transit différents, qui changent aussi en fonction de notre état émotionnel, de nos choix alimentaires, etc. Donc inutile de prendre en urgence des laxatifs si c'est un jour « sans », ni de dompter une fausse diarrhée qui vous enverrait aux toilettes plus d'une fois dans la journée. En fait, le meilleur moyen pour que « ça aille », c'est de ne pas y penser du tout. Si l'on mange suffisamment de fruits et légumes (fibres), que l'on boit de l'eau en quantité adaptée (selon sport, chaleur, alimentation...) et qu'on est physiquement actif, « le reste » suit comme du papier à musique.

LA CONSTIPATION, C'EST QUOI ?

Vaste débat. Les médecins à qui on pose la question sont bien embêtés pour répondre, et on les comprend. En général, ils avancent un prudent « est constipée toute personne qui se dit constipée, qui a des problèmes avec son transit intestinal et qui considère que ce n'est pas normal ».

Ceci dit, il est nécessaire de quantifier un peu les choses, si l'on peut dire. On ne parle théoriquement de constipation que si le seuil des « 3 fois par semaine » n'est pas atteint. Par ailleurs, et on ne vas pas s'attarder trop longtemps sur ces détails, mais encore faut-il que l'évacuation se déroule sans inconfort. Normalement, tout « va » bien : pas de douleurs particulières, on ne passe pas 1/2 heure assis sur le trône, et on oublie l'affaire dès qu'on sort des toilettes (et qu'on se lave les mains). Si au contraire les selles sont petites ou dures, lentes à expulser, qu'elles laissent un mauvais souvenir de leur passage et que cet inconfort peut rester cuisant durant de longues minutes, ce n'est pas normal. Donc, si l'on a une selle par jour mais qu'elle est éprouvante, on peut aussi être considéré comme constipé. Les sensations d'évacuation incomplète, les douleurs et autres ballonnements n'ont rien à voir avec la constipation. En revanche, attention : la constipation n'est pas seulement gênante, elle favorise différentes maladies digestives, dont le cancer du côlon, notamment parce qu'elle ralentit l'évacuation de substances toxiques.

■ EST-CE QUE L'INTESTIN EST RESPONSABLE DE LA CONSTIPATION ?

Rarement, sauf lorsque l'intestin est dit « paresseux », et en fait c'est bien souvent nous qui le sommes : l'exercice physique effectue un « massage » local indispensable à un bon transit. Le coupable est plus fréquemment notre cerveau, celui qui est logé sous notre crâne ! C'est que notre côlon, immense organe sensible parmi les sensibles, est perturbé par un rien : un stress le bloque, une contrariété le noue, un voyage le traumatise. Le tout sans aucun rapport avec ses capacités ! Pour peu que, tout petit, votre apprentissage de la propreté ait été « musclé », vous voilà focalisé à vie sur l'aspect, la fréquence et la forme de vos selles. Ce qui compte, c'est en fait leur régularité.

Par ailleurs, certains médicaments sont quasi systématiquement impliqués dans des troubles digestifs : c'est le cas des tranquillisants, des somnifères, des antidépresseurs, de certains pansements gastriques (anti-acides), de sirops contenant de la codéine, et même... de certains laxatifs irritants !

■ EST-CE QUE RIRE ÇA FAIT DU BIEN ?

Ne riez pas ! Enfin si, plutôt : le rire est effectivement un « médicament » de choix, et pas seulement pour lutter contre la constipation d'ailleurs. Si on riait plus, on serait moins malades ! En tout cas, le rire agit sur deux tableaux : il déstresse et masse l'intestin, deux facteurs laxatifs majeurs.

■ FAUT-IL ACHETER DES ALIMENTS ENRICHIS EN FIBRES ?

Si vous y tenez. Mais une alimentation naturellement riche en fruits et légumes ainsi qu'en céréales complètes est suffisante, et sous cette forme, les fibres sont bien mieux tolérées. Si vous voulez améliorer encore la tolérance et augmenter votre consommation de végétaux, ne pensez pas « tout cru ». Le cuit permet de manger mathématiquement plus de fibres, puisque l'eau s'est évaporée. Le meilleur exemple est celui de la salade d'épinards, dont on mange quelques feuilles crues, tandis que mis à cuire, ce légume fond littéralement sous nos yeux, et on en absorbe facilement 2 ou 3 fois plus.

Quelques aliments riches en fibres, pour 100 g	
Légumineuses Soja, lentilles, fèves, pois chiches, pois cassés, haricots	En moyenne 17,5 g
Céréales complètes Maïs, riz, millet, sarrasin, seigle, orge, épeautre, blé, avoine, pain, farine	En moyenne 10,5 g
Fruits séchés Dattes, pruneaux, abricots secs, raisins secs, figues	En moyenne 10 g
Fruits oléagineux Olives, noix, noisettes, arachides, pistaches, amandes	En moyenne 8 g
Légumes Feuilles, bulbes, tubercules, légumes-racines, choux, blettes…	En moyenne 1 à 4 g
Fruits Pommes, kiwis, fruits rouges	En moyenne 0,5 à 2 g

■ EST-ON CONSTIPÉ POUR LES MÊMES RAISONS À 18 ANS OU À 60 ANS ?

Non. En général, de 18 à 45 ans environ, l'origine de la constipation est plutôt d'ordre alimentaire ou hygiénique : on se nourrit mal (fibres étrangement absentes, « pas le temps » de boire de l'eau, etc.), on est stressé au travail et on ne compense pas suffisamment avec du sport, etc.
Au-delà, et surtout après l'âge de la retraite, certaines personnes ont tendance à restreindre encore leur activité physique, ce qui n'arrange rien. Mais surtout, des petits soucis de santé peuvent provoquer une constipation, avant même d'apparaître clairement eux-mêmes. Une hypothyroïdie, par exemple, ou un vrai problème au côlon, peuvent se manifester par une constipation dont vous ne souffriez pas auparavant. C'est la soudaineté des signes qui doit vous alerter.
Enfin, pour les personnes les plus âgées, la constipation fréquente s'explique, d'une part, par l'association de tous les facteurs évoqués, d'autre part, en raison de la prise de médicaments (antidouleurs, antidépresseurs, anti-acides contenant de l'aluminium, médicaments à base de calcium, anti-allergiques, anti-parkinsoniens, diurétiques, narcotiques…). On parle alors de « constipation iatrogène ».

■ FAUT-IL PRENDRE DES LAXATIFS QUAND ON EST CONSTIPÉ ?

La logique nous souffle que oui, mais en réalité, la réponse est plutôt non. Même temporairement, mieux vaut les éviter. Dans tous les cas, il vaut mieux remédier à la cause de la constipation (qui est, généralement, liée à une mauvaise hygiène de vie : alimentation, sédentarité, stress). Dans certains rares cas, ils peuvent se justifier. Attention : le laxatif ne peut être qu'un complément à une meilleure hygiène diététique, notamment une consommation accrue d'aliments riches en fibres (fruits et légumes) et d'eau. L'exercice physique fait partie intégrante du traitement. Par ailleurs, l'abus de ce type de médication peut entraîner une véritable maladie nommée « la maladie des laxatifs », ou encore une situation de dépendance avec besoin régulier de laxatifs, nécessité d'augmenter la posologie et constipation sévère en cas de sevrage. En outre, leur usage prolongé peut entraîner des colopathies (maladie du côlon). Enfin, les laxatifs provoquent toujours une perte de minéraux et certains d'entre eux réduisent l'absorption de vitamines (A, D, E et K).

■ LES PLANTES CONSEILLÉES SONT-ELLES SANS DANGER ?

Ce n'est pas la bonne question. Normalement, le transit intestinal devrait se dérouler sans aucune intervention, et il est bien clair qu'un traitement, qu'il soit à base de phytothérapie ou autre, sera à la fois inefficace et potentiellement dangereux (« maladie des laxatifs »).

En revanche, mieux vaut recourir aux quelques végétaux cités ci-dessous qu'à des laxatifs plus agressifs, et en outre non reconnus par l'organisme.

- L'artichaut stimule la sécrétion biliaire, ce qui augmente le péristaltisme (mouvements de l'intestin qui provoquent la progression des aliments).
- L'enveloppe de la graine d'ispaghul contient un mucilage qui augmente le volume des selles.
- Les mucilages des fleurs de mauve confèrent à la plante un léger effet laxatif.
- La bourdaine augmente l'hydratation des selles, ce qui augmente le péristaltisme intestinal.
- Le séné est un purgatif, dont l'action est effective environ 10 heures après son ingestion (augmentation du volume et de l'hydratation des selles, augmentation de la motricité du côlon).

L'HOMÉOPATHIE PEUT-ELLE M'AIDER ?

Oui, à condition de bien choisir son remède.

En cas de constipation occasionnelle...

- Vous êtes constipé lors d'un voyage, d'un déplacement, alors qu'à la maison tout va bien ? *Platina* 7 CH, 3 granules 3 fois par jour pendant quelques jours.
- Excès alimentaire ces derniers jours et/ou impression que l'intestin ne se vide jamais totalement, *Nux Vomica* 5 CH, 3 granules 5 fois par jour.
- Surmenage ? *Nux Vomica* 15 CH, 3 granules 5 fois par jour.
- Intervention chirurgicale ? *Opium* 15 CH, 3 granules au réveil et au coucher, jusqu'à la reprise du transit. Si l'intervention portait sur la sphère abdominale, prendre en plus *Raphanus* 5 CH, 3 granules 5 fois par jour puis, 3 fois par jour.
- Avant les règles : *Folliculinum* 7 CH, 3 granules au lever, chaque jour une semaine avant le début présumé des règles. Si amélioration dès leur arrivée, choisissez plutôt *Lachesis mutus* 9 CH (même posologie).
- Pendant la grossesse : *Collinsonia* 7 CH, 3 granules avant le déjeuner et avant le dîner. Si vous êtes au 1er trimestre et si vous souffrez en outre de nausées et de vomissements, préférez *Symphoricarpus* 7 CH (même posologie).
- Après l'accouchement : *Ruta Graveolens*, 5 à 9 CH, 4 granules 3 fois par jour.

Si votre problème est plutôt chronique...

- Vous n'avez pas envie du tout : si vos selles sont petites et dures, *Opium* 9 CH, 3 granules au lever. Si ce n'est pas le cas mais que la constipation se complique de fissures anales ou d'hémorroïdes, optez plutôt pour *Graphites* 9CH (même posologie).
- Vous avez envie mais quand vous y êtes, il ne se passe rien : *Alumina* 7 CH (la constipation est aggravée par les pommes de terre, les pâtes, le riz...)

- Vous avez une sensation de poids sur l'estomac, de ballonnements : *Bryonia alba* 7 CH.
- Les selles ont tendance à remonter dans le rectum lorsque vous arrêtez l'effort d'expulsion : *Thuya occidentalis* 9 CH
- Vous avez des « fausses » envies : *Plumbum metallicum* 7 CH.

Tous sont à prendre à raison de 3 granules au réveil.
Chez les personnes âgées, *Opium, Alumina* ou *Causticum*, 5 à 9 CH, 4 granules trois fois par jour.

Ça a toujours été comme ça…

Rappel : sauf exception, soit la constipation chronique est due à une mauvaise hygiène de vie, soit elle n'existe pas.
De nombreuses personnes « pensent » être constipées car elles ne vont pas à la selle tous les jours, or nous savons que cette situation est parfaitement normale. Ce sont souvent des femmes entre 20 et 40 ans. Il n'est alors pas rare qu'elles entrent dans le cercle vicieux de la « maladie des laxatifs ». Usant et abusant de ces médicaments, elles irritent leurs intestins et subissent en alternance fausse constipation et fausse diarrhée ! Résultat : une perte massive de minéraux précieux, des douleurs abdominales violentes, et souvent une fonction digestive complètement perturbée, avec incapacité à « aller normalement » à la selle, sans médicaments. Il est absolument impératif d'arrêter ces « traitements » sauvages, même si un inconfort passager est inévitable. Pour le pallier, prendre Nux Vomica *(une dose en 15 CH, 3 jours de suite au réveil, puis 3 granules au réveil) et* Hydrastis *6 CH si votre cas est déjà bien « avancé » (20 gouttes 2 fois par jour : il permet de rééduquer progressivement le côlon). Si vous ne faites pas partie des infortunés malades des laxatifs, votre cas n'est pas pour autant rare. Peut-être êtes vous devenu peu à peu constipé, sans même vous en « rendre compte ».*

Bons gestes

➔ ***Mangez à des heures régulières**, dans une ambiance calme.*

➔ ***Mâchez** bien vos aliments.*

➔ *Les conseils alimentaires tiennent en deux injonctions : **plus d'eau, plus de fruits et de légumes frais**.*

➔ *Pratiquez une **activité physique** suffisante chaque jour, et une activité sportive plusieurs fois par semaine si possible.*

➔ ***RESPIREZ**. Mieux, profondément, souvent.*

➔ ***Allez aux toilettes** quand l'envie s'en fait sentir, pas seulement quand vous avez le temps…*

➔ ***Prenez le temps**, ne ressortez pas des toilettes 3 secondes après y être entré si « rien ne se passe ». Vous ne pouvez pas évacuer en un centième de seconde les résidus de tous vos repas de la veille ! Respectez l'effort que doit fournir votre corps !*

➔ *Profitez des moments, assez rares, ou le côlon – organe paresseux – se contracte pour « tenter sa chance ». C'est **le matin au réveil, et après les repas**.*

➔ ***Détendez-vous** : si vous êtes dans un état de « speed » permanent, avec une tendance à tout maîtriser dans votre vie (y compris votre corps, qui se met au garde-à-vous), vous ne vous laissez aucune chance de « laisser aller ».*

➔ *En cas de **vol long courrier**, pensez à **boire** environ 1,5 litre d'eau toutes les 6 heures. Ce conseil, du médecin chef des aéroports de Paris, est absolument essentiel et peut éviter des troubles bien plus graves que la constipation. L'air des cabines est sec, on peut rapidement se déshydrater sans s'en rendre compte.*

➔ *Ayez recours ÉVENTUELLEMENT et TEMPORAIREMENT aux médicaments contre la constipation, y compris à ceux décrits ci-dessous.*

➔ ***Ne « focalisez » pas** : le transit intestinal est évidemment indispensable à l'hygiène corporelle, mais la fréquence normale des selles peut varier d'une personne à l'autre. Le my-*

the de l'idéal « une selle par jour » est dépassé, et les personnes habituées à une selle tous les trois jours ne sont pas forcément constipées !

➔ ***Évitez les régimes.***

➔ ***Ne laissez pas traîner une constipation**, surtout si elle est soudaine et que vous n'y voyez pas de cause. Si elle ne cède pas rapidement avec les conseils ci-dessous (ce qui serait fort étonnant), il faut consulter.*

ALIMENTS **OUI**	ALIMENTS **NON**
• Oui, oui, oui aux **céréales complètes**, aux **légumes** (de préférence non épluchés), aux **fruits** (frais, secs, cuits), aux fines herbes, aux plats végétariens (céréales + légumes secs + légumes), aux salades composées, aux salades de fruits. Vive les fibres ! Seuls les transits lents sont accélérés par les fibres : les personnes ayant tendance à la diarrhée réduisent la fréquence de leurs selles mais augmentent leur volume. Donc, les fibres sont aussi intéressantes en cas de tendance à la diarrhée. • Si vous êtes motivé, une cuillère d'**huile d'olive** le matin, à jeun, ça aide. • Évitez de grignoter, sinon optez pour les **fruits secs**, ou du pain aux céréales (ou intégral). • Buvez des **eaux minérales riches en magnésium** (Hépar, Contrex…). Tenter d'en avaler un verre le matin au réveil : dans certains cas, cela suffit à déclencher l'envie d'aller aux toilettes. • Toujours au chapitre « **magnésium** », mangez fruits secs, chocolat, légumes secs, pain	• Il ne suffit pas de manger des aliments riches en fibres, il faut aussi éviter ceux qui ne le sont pas, type **hamburger/frites** ou pain « **baguette** ». • Les **aliments sucrés**. Surtout le chocolat et la crème de marron. • Le **riz blanc**. • Méfiance avec les **faux sucres** (aspartam, polyols…). • Ne pas manger trop de **graisses**, surtout cuites (préparations frites, quiches, fondues, etc.). Elles ralentissent le transit. • **Huile de paraffine** (ce n'est d'ailleurs pas

complet, céréales complètes, agrumes, pomme : les déficits en magnésium sont fréquemment associés à la constipation. • Adopter définitivement les **framboises**, les **figues** et les **pruneaux**. Les abricots, les cerises et le raisin sont de bons partenaires aussi. • Varier les sources de fibres, donc de végétaux. Certains apportent en majorité des fibres solubles (pectines, mucilages, gommes). Ces dernières augmentent la viscosité du bol alimentaire et ralentissent plutôt le transit. Ce qui ne veut pas dire qu'elles constipent ! Les fibres insolubles (cellulose, lignines...) ont un impact presque inverse sur la digestion. Dans les deux cas, un excès peut provoquer des ballonnement, des douleurs... comme le constatent les personnes qui passent du régime « charcuterie/viandes en sauce/pâtisseries » au 100 % salades/ananas. • Abandonner le sucre au profit du **miel**. Ce dernier est légèrement laxatif. • Le **café** est laxatif surtout chez les femmes, le matin, mais à condition que sa consommation soit ponctuelle.	un aliment, contrairement aux idées reçues !) • Nourriture et boisson (eau) insuffisantes. • **Café**(s) quotidiens(s). • L'alcool. • Les épices et condiments, la moutarde.

Composition approximative des matières fécales	
Eau	75 %
Substances bactériennes	8 %
Graisses	4 %
Substances inorganiques	4 %
Protéines	1 %
Résidus non digérés d'aliments	8 %

Ce petit tableau juste pour enfoncer le clou : il faut boire de l'eau, sinon le travail d'évacuation sera douloureux et difficile. L'un des avantages des fibres, c'est justement qu'elles retiennent l'eau. Donc si l'on mange assez de fibres et que l'on boit assez d'eau, la plus grosse « difficulté » du transit est résolue.

MON CONSEIL

☞ Boire un verre d'eau (température normale) le matin au lever.

☞ Se masser le ventre 2 fois par jour.

☞ Marcher 1/2 heure par jour minimum.

☞ Prendre au coucher 2 gélules de *Biofibre* (laboratoires Biotechnie) : fibres de pommes, probiotiques, plantes du transit. 40 gélules, 12 €.

6

La colite

Les irrités du côlon sont des irrités tout court. Cette phrase à l'emporte-pièce se vérifie « sur le terrain » tous les jours. Si tous les « stressés » ne souffrent pas de colite, l'immense majorité des colitiques vivent sur les nerfs. Et ça commence tôt, puisque enfant, lorsqu'on s'avachit sur le canapé en se tordant le ventre pour finir par courir aux toilettes, à la veille d'une interro de maths, on éprouve les mêmes signes que ceux provoqués par la colite. Et nous avons réellement mal, même si objectivement nous ne sommes pas malades ! En fait, la colite sévit à tout âge, même chez les bébés, mais aussi chez les adultes, les seniors. Bref : elle n'épargne personne, sauf peut-être l'ermite zen retiré du monde, donc jamais soumis au stress. Car voilà bien sûr, le facteur déclenchant : le stress, qu'il prenne la forme d'une interro de maths, de galères professionnelles ou familiales, de trac avant un rendez-vous amoureux ou d'un déménagement. Or, si on ne déménage pas tous les jours, une tension quotidienne importante au travail ou dans le couple ne laisse pas de répit au côlon. Les choses se gâtent, comme toujours, lorsque le mal devient chronique. Quant à l'origine réelle de la maladie colitique, elle est inconnue !

DANS LA FAMILLE « COLITE »...

... nous avons le choix entre la première, ou la seconde. A tout prendre, mieux vaut certainement opter pour la numéro 1, ou colite **fonctionnelle**, qui n'en est pas réellement une puisque le côlon n'est pas enflammé pour de vrai. L'organe est sain mais ne fonctionne pas normalement. Heureusement, la grande majorité des colites est fonctionnelle. Certes elle « empoisonne » la vie, mais en respectant les conseils de ce livre, vous en viendrez rapidement à bout.

La colite **lésionnelle**, elle, est nettement plus agressive. Il s'agit d'inflammation des muqueuses, voire d'abcès et de complications. La maladie de Crohn et la rectocolite hémorragique sont les plus célèbres de ces maladies « lourdes ». Il est nécessaire de consulter un médecin, mais nous vous proposons un traitement d'accompagnement visant à cicatriser et au moins soulager l'intestin.

À notre avis, ces compléments n'en sont pas, dans le sens où ils devraient être prescrits systématiquement, ce qui n'est presque jamais fait !

LA COLITE EST-ELLE UNE MALADIE DES TEMPS MODERNES ?

Non ! C'est une vielle amie. Voltaire la décrit fort bien dans ses *« Lettres »*, évoquant ses maux d'entrailles et autres coliques du diable. Mais d'innombrables grands hommes et petites gens en ont souffert et en souffriront encore. La colite est l'expression d'un mal-être inhérent à la condition humaine...

■ COMMENT DISTINGUER UN MAL DE VENTRE D'UNE COLITE ?

Les médecins considèrent que pour répondre à l'appellation « colite », 4 critères doivent obligatoirement être associés.

- Les douleurs abdominales doivent être tenaces et récidivantes.
- Il doit y avoir des troubles du transit (diarrhées, constipation, alternance des deux).
- L'évolution doit se faire par crises et on doit souffrir de plusieurs crises par an.
- Les lésions organiques doivent être absentes et vérifiées. C'est-à-dire que le patient a dû passer une batterie d'examens ad hoc.

Cependant, une certaine souplesse est de rigueur. Si 85 % des colitiques répondent à ce tableau, les 15 % restants ne se plaignent pas d'autre trouble que de diarrhées indolores et permanentes ou presque...
La colite touche plusieurs millions de personnes en France, dont une bonne partie non diagnostiquée ! Cette maladie représente plus de 60 % de l'activité d'un gastro-entérologue, 20 % de celle d'un généraliste. 20 % des colitiques ne consultent pas... Nos amis américains, grands-bretons ou australiens atteignent les mêmes scores...

■ QUE RESSENT UN COLITIQUE ?

Il a mal. Les spasmes du côlon font partie des troubles fonctionnels intestinaux. On appelle l'ensemble des symptômes la colopathie fonctionnelle ou le syndrome de l'intestin irritable. Voilà qui veut tout dire ! Les spasmes intestinaux sont souvent associés à des troubles du transit et à des ballonnements. Mais lorsqu'on demande à un colitique de préciser ces douleurs, c'est compliqué : « Ça ressemble à des coliques : je me précipite aux toilettes mais en fait ce sont souvent des fausses envies », « Je sens mon intestin, il est présent, je ne peux pas dire qu'il me fasse vraiment mal mais on dirait qu'il remue, qu'il prend trop de place. Alors que par exemple je ne sens pas mes poumons, sauf si j'y pense. Mon intestin a une vie propre», « Parfois, j'ai des douleurs si aiguës que j'ai cru plusieurs fois que c'était l'appendicite ! », « Je suis tellement ballonné, parfois, qu'on dirait une femme enceinte », « Les gargouillis dans mon ventre, c'est surtout ça qui me gêne, parce que j'ai l'impression que ça résonne dans mon bureau et que tout le monde les entend »…

■ Y A-T-IL UN PROFIL « TYPE » DE COLITIQUE ?

Oui. En fait, il existe deux profils bien distincts de personnes particulièrement susceptibles de souffrir de colite. Le Dr Simon, gastro-entérologue, les a fort bien décrits. Il s'agit des « hyper » et des « hypo ».

- Les **« hyper »** présentent une colite spasmodique (ou syndrome d'intestin irritable – SII) depuis leur plus tendre enfance. Déjà, le bébé hyper est nerveux, agité, il souffre de coliques abdominales après son biberon ou après la tétée, de ballonnements. La relation avec la mère est ici particulièrement importante. La maman, qui est en général stressée et réactive, a transmis cette caractéristique à l'enfant. Selon la susceptibilité familiale, cette nervosité s'exprime chez l'enfant via de l'eczéma, de l'asthme ou… une colite. Adolescent, il continue sur sa lancée : au stress familial s'ajoutent celui de l'école, ainsi que d'autres éléments (parents qui divorcent, mère dépressive, père phobique, tendance à être toujours malade). Il s'en imprègne et, peu à peu, se construit une trilogie infernale « monde-cellule familiale-soi » avec, en filigrane, le système « peur-angoisse-côlon ». Bilan : lorsqu'une situation nouvelle se présente (donc stressante, en bien ou en mal), elle réactive instantanément le côlon.

  Devenu adulte, notre hyper continue dans la spirale et devient ainsi le superman dont nous connaissons tous l'image d'Épinal : attaché-case, pas de répit, sandwich avalé en 3 bouchées debout en téléphonant, consommation de quantités industrielles de café et/ou d'alcool et/ou de tabac, pas le temps de se soigner bien sûr ! Ce profil souffre en général de diarrhées.

- L'exemple type du malade **« hypo »** est celui de la femme fatiguée, qui travaille, n'est pas aidée à la maison, cumule les rôles de mère, épouse, professionnelle... Elle a tendance à se replier sur elle-même, à « garder » son énergie : elle se plaint donc souvent de constipation.

Que l'on soit colopathique diarrhéique ou constipé ne change rien : il s'agit exactement du même trouble, contrairement aux apparences. Curieusement, ces « galères intestinales » sont perçues comme « normales » à cause de l'esprit de « loyauté » envers la famille : « Chez nous, on a toujours souffert du côlon, je suis comme vous, je souffre moi aussi, je ne vous trahis pas ».

■ NON, SOUFFRIR N'EST PAS NORMAL !

À 50 ans, les troubles deviennent permanents. Le colitique a mal tout le temps, oscillant entre diarrhées et constipation, régurgitations et ballonnements... De fonctionnelle (sans lésion organique), l'affection peut finir par réellement léser l'organe, parce qu'au fil des années, le côlon colitique est devenu hypertonique. Des diverticules (petites poches) apparaissent sur la muqueuse intestinale, entraînant des complications qui peuvent se solder par l'ablation d'une partie, voire de la moitié de l'intestin (rassurez-vous, on vit très bien ainsi !)

Ce développement un peu long pour mettre en lumière plusieurs points. D'abord, une affection de ce genre n'est jamais simple : on ne peut pas s'occuper simplement du ventre, sans voir le contexte psy autour. Sinon, c'est l'échec assuré ! Il est donc nécessaire de prendre toute la mesure du problème. Si vous êtes colitique, vous ne vous étiez pas forcément rendu compte de tout ceci jusqu'à présent, d'autant que les éventuels médecins consultés n'accordent pas tous une importance démesurée à l'aspect émotionnel du trouble. Vous savez désormais que le salut passe par une refonte de votre vie, ou au moins l'instauration de plages anti-stress obligatoires ! Autre point important : ne croyez pas que souffrir est normal. Gardez en mémoire cette définition, assez juste bien qu'incomplète : la santé est le silence des organes. Et dernier point : à force de subir vos « crises de larmes intestinales », les choses peuvent se gâter et se terminer à l'hôpital. Sans compter que tous ces troubles digestifs permanents sont une entrave à la bonne assimilation des nutriments (notamment les vitamines et minéraux), et font office de frein à la santé globale. Or les scientifiques découvrent un peu plus chaque jour l'importance des nutriments protecteurs (vitamines, minéraux, acides gras, flavonoïdes, carotène...), donc, il est primordial de tout mettre en œuvre pour en bénéficier. Et pour cela, la base, c'est d'avoir une muqueuse intestinale en bon état (voir p. 126).

■ COMMENT LES DOULEURS INTESTINALES ET LE STRESS SONT-ILS LIÉS ?

Comme nous l'avons déjà développé dans la première partie de cet ouvrage, le cerveau et l'intestin sont étroitement liés. Alors qu'on pensait que les neurotransmetteurs étaient des signaux réservés entre neurones, comme leur nom le laisse présager, on sait maintenant qu'il n'en est rien : l'intestin en fabrique tout autant, et les chercheurs ont fait des pas de géant dans ce domaine, ces dernières années. Ils affirment aujourd'hui que si le stress peut générer des troubles intestinaux, le chemin inverse est aussi vrai, et peut-être même encore plus fréquent ! Ainsi, certains colitiques n'étaient pas forcément si nerveux que cela, mais le deviennent en raison de leurs inconforts digestifs. Cela peut mener à de véritables dépressions ! C'est pourquoi lorsqu'on se traite pour un trouble du ventre, quel qu'il soit, il faut traiter le ventre et le psychisme.

D'un point de vue psychanalytique, le premier cadeau que le bébé fait à sa mère, c'est un sourire. Le second, c'est une belle selle sur le pot. Si un conflit se présente, instinctivement le nourrisson (puis l'enfant, puis l'adulte !) se constipe sur le thème « je ne te ferai pas de cadeau, je rétentionne ». Cela mène à ce qu'on appelle un caractère obsessionnel. À l'inverse, l'enfant explosif qui va sans arrêt à la selle signe un caractère hystérique (plutôt féminin, mais pas obligatoirement).

■ COMMENT PEUT-ON ÊTRE EN ALTERNANCE CONSTIPÉ ET DIARRHÉIQUE ?

Ce cas de figure est très fréquent, même chez les non-colitiques. Pendant quelques jours, les selles sont insuffisantes, ou même absentes. À force de subir cet « encombrement », l'intestin fabrique en réaction une sécrétion qui propulse son propriétaire aux toilettes pour une vraie débâcle de selles liquides. Parfois, l'exonération est précédée d'un effort pour expulser un « bouchon » dur.
On appelle ce phénomène « fausse diarrhée ». Et avec raison, puisque c'est un visage de la constipation !

■ COMMENT PEUT-ON SE TRAITER ?

Certainement pas en prenant des anxiolytiques ou des antidépresseurs, alors que ces médicaments sont prescrits de façon extraordinairement courante ! La relaxation, la pratique d'un sport qui nous fait plaisir, la sophrologie et même l'autohypnose fonctionnent beaucoup mieux, et sans effets secondaires. Les diverses recherches menées sur ce dernier point notamment, montrent que sous hypnose, la pression du côlon baisse, comme s'il se « détendait ». Au Royaume-Uni, à l'hôpital de Manchester, il existait même il y a quelques années un service « hypnose » réservé aux colitiques ! C'est donc le premier point : zen. L'intérêt de l'autohypnose, c'est de ne pas dépendre du médecin pour se soulager. Après avoir appris la technique en cabinet médical, lors de la consultation, il est facile de se mettre en état d'hyperconcentration (car c'est de cela qu'il s'agit) sur le système digestif. À raison d'une vingtaine de minutes par jour, on peut passer d'une focalisation sur le confort digestif à une aide antistress plus globale. En 3 ou 4 séances à peine, on maîtrise cet « outil » que l'on peut utiliser partout : transports en commun, embouteillage, avion... Rien n'empêche de pratiquer parallèlement la relaxation : les deux se complètent très bien ! Mais ceci, c'est pour le « fond » et cela ne concerne que l'aspect « psy ». Or, un colitique veut être soulagé, et tout de suite. Au bout d'un mois d'oligo-éléments (voir plus loin) + pansement et/ou antispasmodiques, vous

vous sentirez déjà beaucoup mieux. Vous ne prendrez plus alors que vos oligo-éléments et ce, pendant 6 mois. Puis, 1 ou 2 doses d'oligo-éléments par semaine pendant 2 ans, afin de consolider les résultats. Oui, il s'agit d'un traitement au long cours ! Mais la vie n'est pas un long fleuve tranquille : personne n'est à l'abri d'un licenciement, d'un décès parmi ses proches, ou d'un stress qui réemballe la machine. Et puis, il n'est pas possible de guérir en trois semaines d'une affection que l'on traîne parfois depuis la naissance. La mise en œuvre de ce traitement n'est que peu contraignante au regard du résultat obtenu : 95 % de guérison au bout de 3 mois maximum ! Mais attention ! L'équilibre enfin obtenu est fragile : n'oubliez pas de poursuivre pendant toute la durée préconisée, car sinon la rechute est assurée. Les 5 % restants, qui ne « répondent » pas, présentent soit une colite lésionnelle non diagnostiquée (consultation médicale obligatoire), soit une absence de volonté de guérir, de l'avis de certains médecins.

ATTENTION ! Devant toute douleur au ventre qui persiste, ou qui apparaît vers les 45-50 ans, il est nécessaire de consulter. Car si 80 % des maux de ventre sont bénins (même si invalidants), 20 % sont hélas liés à des polypes, un cancer, etc.

L'ARGILE, ÇA MARCHE VRAIMENT ?

Oui, sinon nous aurions choisi un autre « pansement intestinal » ! Elle est habituellement recommandée en cas d'excès d'air gênant (flatulences, ballonnements). Mais comme elle apaise également les douleurs de type colitique, elle doit occuper une petite place dans votre pharmacie familiale. D'autant qu'elle peut rendre service à toute la famille... Cette terre si particulière est un super-absorbant naturel. Riche en minéraux, elle fixe à sa surface les gaz et s'en imprègne comme une éponge pour vous en débarrasser. En externe comme en interne, l'argile travaille inlassablement à absorber, assainir, régénérer, cicatriser... Au passage, elle procure un teint plus frais, une peau plus belle. On peut préparer du « lait d'argile » en mélangeant de l'eau et de l'argile, mais le plus simple est de tester son efficacité grâce à des gélules ou à des sachets tout prêts. Divers médicaments couramment prescrits en cas de douleurs du côlon ne sont autre que de l'argile, même s'ils portent des noms différents !

ATTENTION ! Si vous suivez un traitement, ne prenez pas vos médicaments en même temps que l'argile qui risque de les absorber à votre place !

En cas de colite accompagnée de véritable inflammation, je conseille vivement d'associer à la cure interne des cataplasmes d'argile. Préparez une pâte épaisse, ou utilisez un produit tout prêt, que vous ferez chauffer (pas au gaz ni au micro-ondes ! Uniquement en la mélangeant avec de l'eau chaude, ou en l'emballant dans un linge et en la pressant contre une bouillotte). Appliquez directement sur la zone douloureuse. Le cataplasme doit être vraiment épais. À raison de 2 ou 3 applications par jour pendant un mois, vous constaterez que les douleurs s'estompent voire disparaissent. Une cure d'argile doit durer au minimum 3 semaines, et plusieurs mois en cas de colite ancienne.

■ LE COLITIQUE DOIT-IL FAIRE ATTENTION À SON ALIMENTATION?

C'est la pierre angulaire du traitement. Cependant, on a longtemps rabâché aux pauvres colitiques qu'ils ne devaient pas manger de ci, et surtout pas de ça, les privant au passage de nutriments protecteurs sous prétexte qu'ils étaient associés à des fibres, par exemple. C'est sûr : une alimentation non adaptée est un facteur aggravant, mais pas déclenchant. C'est l'état psychologique qui fait que « ça passe » ou pas. On a admis que le support de la colite est le stress, les aliments sont secondaires. En revanche, un colitique est particulièrement sensible d'un point de vue digestif et il est évident qu'il doit se rapprocher le plus possible d'une hygiène alimentaire idéale. Si aucun aliment n'est interdit (ni obligatoire), on reconnaît néanmoins qu'il ne faut pas abuser de certains (lire « ALIMENTS OUI / ALIMENTS NON »). Mais tout étant affaire de susceptibilité individuelle, commencez par tenter de petites portions de ces aliments. Si tout se passe bien, vous pouvez élever les doses ! Il n'y a pas que les aliments qui comptent. Il y a aussi la façon de les « aborder ». Que demande le côlon ? Un peu de considération : des repas calmes, à heures régulières ; un petit déjeuner substantiel, un déjeuner moyen, un dîner léger ; une mastication suffisante des aliments ; pas de tabac, surtout à table : il irrite le système digestif ; pas de stress : discussion houleuse, comptage hystérique des calories, culpabilisation parce qu'on s'octroie un bon petit plat, etc.

■ UNE CURE THERMALE PEUT-ELLE AIDER ?

Mais oui ! On n'y pense pas, et on ne voit pas forcément, de prime abord, le rapport entre son mal de ventre et l'eau thermale. Et pourtant, que de souffrances évitées grâce à une cure effectuée régulièrement dans un centre adapté. On y boit une eau apaisante et dans bien des cas cicatrisante pour les pauvres organes digestifs agressés. Les soins externes (bain, douche rénale) et internes (douche intestinale) prescrits par le médecin thermal, sont réalisés dans un cadre totalement différent du vôtre, et cette atmosphère particulière participe au traitement. Le thermalisme prend en charge diverses maladies digestives, telles que les colites, les troubles fonctionnels de la digestion (dyspepsie), les colites inflammatoires (rectocolite hémorragique, maladie de Crohn), les constipations sévères et même les troubles du foie (y compris les séquelles hépatiques). Première démarche : consulter son médecin traitant qui choisira la station thermale la mieux adaptée à votre cas. La prescription médicale est indispensable pour que la cure puisse être prise en charge par la sécurité sociale.

La colite médicamenteuse

À la frontière entre les colites lésionnelle et fonctionnelle, on trouve la colite iatrogène, dite aussi « médicamenteuse ». Responsables : les anti-inflammatoires, certains antibiotiques ou médicaments à visée cardiaque, entraînent fréquemment des effets secondaires digestifs, dont les colites. Les inflammations qu'ils infligent à la délicate muqueuse finissent par léser l'organe et peuvent se solder par une hémorragie intestinale dans certains cas graves. Pensez à protéger votre côlon si vous suivez de tels traitements.

■ QUELLES PLANTES PEUT-ON PRENDRE ?

- La mauve, la réglisse et la guimauve sont antispasmodiques, anti-inflammatoires ; elles ont un très léger effet laxatif.
- Le fenouil et le romarin s'opposent aux fermentations pendant la digestion.
- L'angélique est antispasmodique.
- La mélisse est efficace contre les troubles digestifs d'origine nerveuse.
- Le cumin est un anti-infectieux et un stimulant digestif.
- Le curcuma s'oppose au syndrome du côlon irritable par action anti-inflammatoire.
- Les infusions de réglisse (pas les bonbons !) et de menthe poivrée permettent de soulager efficacement les crises.

Bons gestes

➔ *Préférez la **cuisson vapeur** à la friture.*

➔ *DU CALME !*

➔ ***Ne pas boire trop d'eau pendant les repas** : cela dilue les sucs gastriques acides et les chasse prématurément de l'estomac.*

➔ ***Ne pas manger trop gras** trop souvent.*

➔ ***Traiter une constipation** éventuelle.*

➔ ***Ne pas fumer**.*

ALIMENTS **OUI**	ALIMENTS **NON**
• Une fois n'est pas coutume, nous vous engageons à **ne pas consommer trop de fibres insolubles** (lire tableau page 73 : fibres solubles/insolubles). Les fibres et les parties non digérées représentent le problème majeur du colitique. Mais tout étant affaire de susceptibilité individuelle, aucun aliment n'est interdit ni obligatoire. Faites des essais avec de petites quantités, que vous augmenterez si tout se passe bien. Bien comprendre que ce ne sont pas les fibres elles-mêmes qui posent problème, mais l'excès brusque. • **Yaourt, choucroute** : le renforcement de la barrière intestinale doit être une obsession. • **Eau minérale riche en magnésium** : le magnésium détend et s'oppose à la constipation. • La **menthe** soulage les crises : préférez-la au café en fin de repas, et même au petit déjeuner pourquoi pas ?	• Faites preuve de méfiance envers les **aliments riches en soufre** (choux, salsifis, concombre, radis, oseille) ; les **graisses** (viandes grasses, poissons gras, fritures) ; les artichauts ; les féculents (lentilles, haricots, pâtes, pommes de terre…) ; le **vin blanc** d'Alsace. • Attention aux **crudités** (fruits ou légumes). Évitez notamment le fruit frais en fin de repas : mieux vaut consommer vos fruits en dehors des repas.

MON CONSEIL

☞ **Apaiser**

1. Les pansements :le kaolin, l'argile blanche.
2. Les antispasmodiques

Lorsque la douleur est intolérable, force est parfois de la faire taire. Parmi les médicaments présents sur le marché, deux catégories sont largement utilisées :

- ceux issus de la papavérine (pavot), ils agissent sur le muscle intestinal. Ils n'induisent que peu d'effets secondaires,
- ceux issus de l'atropine, ils agissent sur le nerf qui va vers l'intestin. Ils présentent plus d'effets secondaires ;

Faites préparer par votre pharmacien des gélules d'huiles essentielles : d'estragon, de lavandin, de petit grain bigaradier, de bouleau jaune (à parties égales pour 25 mg), et prendre 2 à 3 gélules par jour pendant quelques jours.

☞ **Guérir**

Parallèlement au traitement « d'urgence », qui soulage, il est indispensable de mettre en route une thérapeutique de fond, sinon les problèmes réapparaissent forcément. Les oligo-éléments trouvent ainsi une indication royale, à condition de bien les choisir en fonction de son terrain.

- Les « hyper » sont concernés par le manganèse / phosphore (1 dose chaque jour).
- Les « hypo » par le manganèse /cuivre (1 dose chaque jour).
- À partir de 45-50 ans, passez plutôt au manganèse /cobalt (1 dose chaque jour).
- Soigner la flore intestinale avec des cures de probiotiques intensives de temps à autre : *Lactibiane* 5 g (laboratoires Pileje), 1 sachet par jour pendant 10 jours, puis 1 sachet tous les 2 jours. 30 sachets, 46 €.

☞ Refaire la barrière intestinale avec :
Ultra inflamm X (laboratoires Bionutrics), 1 cuillère à soupe dans un verre d'eau plate fraîche avant chacun des trois repas. 728 g, 71 €.

☞ Soulager la maladie de Crohn et la rectocolite
Comme ci-dessus : *Lactibiane et Ultra inflamm X* + avaler 3 capsules d'*Eskimo* 3 (laboratoires Bionutrics) au cours du dîner. Ce produit contient des huiles de poissons des mers froides, riches en oméga-3 anti-inflammatoires.

7

Le ventre plat

La recherche d'un ventre plat est parfois si frénétique que les femmes qui s'y adonnent en oublient de choyer le reste de leur corps ! Vouloir obtenir un ventre plus plat que plat sort du cadre de cet ouvrage et n'est pas obligatoirement souhaitable, même d'un point de vue esthétique. En revanche, chercher à se débarrasser d'un ventre rond, voire proéminent, est tout à fait légitime, et certains hommes feraient bien de s'y mettre aussi. Avant de répondre à vos questions les plus courantes, je précise à toutes fins utiles qu'aucun aliment, aucune plante, aucun supplément alimentaire ne pourra vous rendre un ventre plat si ses rondeurs sont dues à un manque d'exercice physique. La sangle abdominale est constituée de muscles, qu'il faut faire travailler. On ne peut pas en faire l'économie ! Une heure d'exercice un peu soutenu par jour (marche rapide par exemple) paraît un minimum et ne dispense pas d'un peu de gym « spéciale ventre plat ». Si cela vous paraît énorme, c'est peut-être simplement (très) éloigné de votre propre score. Et peut-être bien que c'est ce dernier qui est particulièrement faible…

■ EST-CE QU'UN JOUR J'AURAI UN VENTRE PLAT ?

Bien sûr ! A condition de faire ce qu'il faut pour. Soit votre problème est lié à un relâchement musculaire, et dans ce cas le seul moyen est de se mettre sérieusement au sport. Soit votre ventre est gros parce qu'il est plein d'air, et dans ce cas il faut éviter d'en avaler et/ou d'en fabriquer. Les mauvaises habitudes sont souvent à l'origine de véritables ballons de baudruches abdominaux qui disparaissent mystérieusement pendant la nuit... Symptomatique aussi d'un mauvais équilibre de la flore digestive : lorsqu'en sortant de table vous vous sentez systématiquement ballonné avec une irrépressible envie de repousser un ou deux crans de votre ceinture.

■ EST-CE QU'UN VENTRE PLAT C'EST BON POUR LA SANTÉ ?

Oui. Ce n'est vraiment pas du luxe ! Les muscles abdominaux, maintiennent les viscères. S'ils sont défaillants, c'est fâcheux pour l'ensemble du corps, et pas seulement la digestion. Mal soutenus, les organes « plongent » en avant, la colonne vertébrale se tord, les viscères relâchés ne jouent plus leur rôle lors de l'expiration, donc le renouvellement de l'oxygène est médiocre, etc.

■ L'AÉROPHAGIE C'EST QUOI EXACTEMENT ?

C'est le fait d'avaler de l'air, ce qui peut entraîner une aérogastrie : au sens strict du terme, elle n'a pas de traitement autre que ceux appliqués aux troubles de nervosité. En effet, on considère que l'aérophagie est souvent le fait de personnes nerveuses qui déglutissent fréquemment. L'aérogastrie en est donc le résultat, c'est-à-dire une présence excessive d'air dans l'estomac : ce désagrément ne requiert aucun traitement particulier. L'aérocolie est une distension du côlon par un contenu gazeux trop important. Elle peut gonfler l'abdomen au point de devenir gênante. Les flatulences sont les gaz expulsés. Les ballonnements, enfin, sont les distensions abdominales provoquées par la présence de gaz.

Bons gestes

- ➔ *Mangez dans le **calme**.*
- ➔ ***Mettez-vous au sport**, c'est indispensable pour conserver un ventre plat.*
- ➔ ***Évitez d'avaler trop d'air**, qui se retrouvera à stagner dans le système digestif alors que sa place est dans les poumons !*
- ➔ ***Ne parlez pas trop** à table : l'air se mélange aux aliments et descend dans l'estomac.*

■ J'AI PEUR D'ARRÊTER DE FUMER ET DONC DE PRENDRE DU POIDS, SURTOUT AU NIVEAU DU VENTRE. QUE FAIRE ?

Ah, vous fumez ? Saviez-vous que le tabac est un grand ennemi du ventre plat ? Il libère les réserves en sucre du foie, qui retourne dans la circulation du sang. À terme, cela peut provoquer des hypoglycémies, donc des fringales de sucre, donc des kilos superflus. En outre, le tabac perturbe les sécrétions digestives, surtout s'il est consommé pendant ou juste après le repas. Ballonnements et flatulences sont inévitables. D'autant que lorsqu'on fume, on avale de l'air dont l'estomac ne sait que faire. Et puis fumer parce qu'on a peur de grossir est un faux problème. Lorsqu'on arrête de fumer, il est conseillé d'éviter certains aliments déclencheurs d'envie. C'est le cas du café, du thé, des épices, des sodas (surtout au cola) et des boissons alcoolisées. Tiens, il se trouve que ce sont aussi des aliments anti-ventre plat, quelle surprise !

■ IL PARAÎT QUE L'ANANAS ÇA FAIT MAIGRIR ?

La minceur et le ventre plat n'ont aucun lien. Et cette histoire d'ananas repose sur un malentendu. Effectivement, il contient de la bromélaïne, une enzyme qui aide à digérer les protéines, évitant ainsi leur putréfaction dans l'intestin. C'est donc utile mais pas pour mincir : pour mieux digérer ! Mais il existe bien d'autres végétaux mieux adaptés à votre objectif.

- Le fenouil évite la formation de gaz intestinaux.
- Le vinaigre de cidre assainit le tube digestif et aide à l'élimination des graisses.
- La coriandre est une graine carminative, qui absorbe l'air contenu dans le tube digestif.
- Le fenouil, l'anis vert et la coriandre sont des plantes actives contre le météorisme. Elles bloquent le processus de fermentation des aliments en phase digestive.
- La papaye contient de la papaïne. La papaïne et la bromélaïne sont des enzymes digestives qui activent la digestion des protéines, évitant ainsi la stagnation de nourriture dans le tube digestif. C'est en effet la fermentation des aliments non digérés qui est à l'origine des gaz.
- La menthe est traditionnellement utilisée pour aider à digérer.
- L'angélique évite la formation de gaz.
- Le cumin est anti-infectieux et stimule la digestion.

■ ON M'A CONSEILLÉ DE L'ARGILE, EST-CE QUE ÇA MARCHE ?

Oui, c'est même particulièrement efficace lorsqu'il s'agit d'absorber l'air responsable des ballonnements. L'argile blanche et le charbon absorbent les gaz intestinaux et les bactéries qui les produisent. Le résultat : on dégonfle. Il est cependant déconseillé d'en faire un usage prolongé car la puissance de l'une comme de l'autre les transforme en véritables éponges : elles absorbent tout, y compris des substances utiles (médicaments, vitamines…). Prenez-les en tout cas à distance des repas.

■ EST-CE QUE CERTAINS MÉDICAMENTS PEUVENT FAIRE GROSSIR LE VENTRE ?

Hélas oui. C'est le cas de certains traitements hormonaux (dont quelques pilules), des corticoïdes, des neuroleptiques et, pour les diabétiques, de l'acarbose. Les personnes qui suivent ce type de traitement doivent être encore plus vigilantes que les autres en ce qui concerne les apports en sucre et la prévention en général (sport, hygiène alimentaire...) Il n'y a pas grand-chose d'autre à faire...

■ EST-CE QU'IL EXISTE DES HUILES ESSENTIELLES EFFICACES CONTRE LES BALLONNEMENTS ?

Oui, et elles sont particulièrement appréciées pour leur saveur agréable, ce qui ne gâche rien. Et elles sentent aussi tellement bon !
Pensez donc à vous munir d'un ou des flacons suivants : camomille, gingembre, lavande, menthe poivrée, genièvre. Réunies, les essences sont encore plus efficaces pour accélérer la digestion, disperser les gaz, rafraîchir. Mode d'emploi : dans un verre, mélangez 1 cuillère à soupe de miel de qualité avec 1 goutte d'huile essentielle de menthe poivrée ou de gingembre. Remplissez le verre d'eau chaude, et buvez tranquillement. En parallèle, vous pouvez faire un massage digestif. Mélangez à une cuillère d'huile végétale (pépin de raisin de préférence) 1 goutte d'huile essentielle de genièvre et de menthe. Chauffez un peu la préparation au bain-marie. Massez l'estomac et le ventre à l'aide de cette préparation, de préférence dans le sens des aiguilles d'une montre. Enfin, rien ne vous empêche de plonger dans le bain... Miraculeusement, lorsqu'on s'extrait d'une baignoire bien chaude, totalement déstressé par une immersion prolongée, les ballonnement ont disparu, vous avez remarqué ? Là, ce sont surtout des huiles essentielles antistress qui conviennent : quelques gouttes d'huile essentielle de bergamote, de lavande ou de verveine mêlées à de l'huile végétale (amande douce si vous en avez, sinon huile d'olive pourquoi pas), dont vous plongez une cuillère à soupe dans l'eau du bain. Trop bon !

ATTENTION !
Les huiles essentielles doivent être utilisées avec précaution. Ne dépassez pas les doses conseillées, et surtout n'avalez JAMAIS d'huile essentielle pure : il faut toujours l'associer à une huile végétale, à du lait ou à du miel. Elle se mélange très mal avec l'eau et peut se révéler toxique pour le foie à force de mauvaise utilisation. Choisissez de préférence des produits issus d'agriculture biologique. Attention, les H.E. sont photosensibilisantes ; si vous faites un massage de l'estomac, n'exposez pas cette zone au soleil pendant les 12 heures qui suivent afin d'éviter les taches sur la peau.

MON CONSEIL

Une bonne formule contre les ballonnements :

☞ Huiles essentielles de cumin (25 mg), de carvi (25 mg), de coriandre (25 mg) pour 1 gélule n°30. Prendre 1 gélule au cours de chaque repas.

☞ Associer à des enzymes qui activent la digestion et évitent la rétention de gaz : *Digest Facil* (Vit'all+), 3 tablettes à croquer après le repas, 4,95 €.

■ J'AI DES FRINGALES DE SUCRE, SONT-ELLES RESPONSABLES DE MON « PETIT » VENTRE ?

Il faudrait voir le reste de votre alimentation, mais il est certain que manger du sucre en trop grande quantité n'est pas bénéfique pour l'esthétisme du ventre. Sans parler des autres méfaits…

Vous faites probablement partie des 50 % de Français déficients en chrome. Les envies répétées et/ou compulsives de douceurs, ainsi que leurs conséquences sur la silhouette, seront nettement atténuées si vous prenez cet oligo-élément.

Par ailleurs – c'est souvent lié – sans doute avez-vous quelques difficultés avec votre taux de sérotonine. Rien de grave, rassurez-vous ! La sérotonine est une substance naturellement apaisante ; elle est fabriquée par le corps après ingestion de produits sucrés et/ou d'aliments qui contiennent du tryptophane. Donc, comme vous cherchez à sécréter cette douce sérotonine, vous pouvez être tenté (inconsciemment) de manger des bonbons et autres douceurs… ce qui est une très mauvaise idée pour votre ventre, et votre silhouette en général !

Le premier réflexe est de remplacer les sucres rapides par des sucres lents, comme le riz complet, les haricots secs ou les lentilles. Le deuxième est d'inclure dans son alimentation quotidienne des aliments naturellement riches en précurseurs de la sérotonine : œufs, laitages, viandes – dont dinde – poisson, soja, tomate, aubergine, avocat, pain de blé complet, banane, datte, noix, prune. Le troisième est de ne pas faire l'impasse sur les acides gras oméga 3 qui facilitent l'action de la sérotonine au niveau cellulaire. Mettez-vous donc à l'huile de colza ou de noix, et aux poissons gras (maquereau, sardine, hareng, saumon) si ce n'est déjà fait.

Nickel chrome

Le chrome est un minéral que l'on trouve malheureusement trop rarement dans nos aliments. Pensez tout de même à varier vos sources de chrome, avant de passer à la supplémentation. Foie, jaune d'œuf, thym, céréales complètes, fruits de mer, viandes, levure de bière en sont les meilleurs pourvoyeurs. Les sucres et farines raffinés (blancs) n'ont plus de chrome, et nos sols sont pauvres en ce minéral, donc les déficiences sont de plus en plus courantes. 1 kg de blé entier en contient 175 microgrammes, et après le passage au raffinage, il n'en apporte plus que 23 microgrammes !

Le chrome améliore la réception du sucre par les cellules. Il représente donc un réel intérêt dans la prévention et le traitement du diabète, mais plus globalement il limite les « fringales » de sucre chez les personnes qui régulent mal leur taux de sucre dans le sang. De plus, comme il améliore la fabrication de la sérotonine, un messager chimique qui coupe la faim, c'est un véritable partenaire minceur dans le cadre d'un programme diététique. Non seulement il est indispensable au métabolisme des glucides, mais encore il réduit le taux de cholestérol et protège les artères.

C'est décidé, je me supplémente en chrome

Les doses usuelles de chrome sont de 100 à 200 microgrammes, 2 à 3 fois par jour. Des cures régulières n'entraînent aucun effet secondaire.

Note : ce minéral est absorbé lentement par l'organisme, et mieux vaut le choisir sous forme de picolinate ou de nicotinate si l'on souhaite bénéficier pleinement de ses particularités.

■ LE CHARBON, ÇA SERT À QUOI EXACTEMENT ?

Une véritable éponge à gaz. Il remporte la palme d'or pour améliorer l'ensemble des troubles digestifs et réduire en un temps record les ballonnements et autres flatulences, le tout de façon 100 % naturelle.

Il fait partie des vieux remèdes qui n'ont été détrônés par aucun remplaçant chimique. C'est un absorbant intestinal, c'est-à-dire qu'il attire à sa surface les gaz et les molécules dissoutes et dispersées : nicotine, polluants, toxines, et même certains virus, bactéries et parasites intestinaux... et qu'il entraîne le tout fermement vers la sortie ! Il est, de plus, parfaitement toléré. Aucun ballonnement, aucune diarrhée, ne lui résiste. Lorsqu'il est associé à de la levure de bière (on parle alors de carbolevure), il aide même à reconstituer la flore digestive.

Nous pourrions tous tirer profit de cures régulières dans le but de désinfecter le côlon et de lutter contre les mycoses intestinales. Ce produit n'est pas assez connu, ou en tout cas mal connu. En outre, on a longtemps reproché au charbon de provoquer une constipation ou de rendre la langue noire : cet inconvénient appartient au passé avec les capsules de charbon de Belloc à avaler. On recommande en général 2 capsules 2 à 3 fois par jour, ou au moment des inconforts. Le charbon est réservé aux adultes et aux enfants à partir de 6 ans.

Allez au charbon !

Le charbon végétal est préparé à partir de certains bois tendres, tels que le peuplier, le saule, le tilleul ou le tremble. Le bois est calciné à haute température (700 à 800° C) sans air. Le matériau ainsi obtenu est ensuite traité à la vapeur d'eau, afin de renforcer ses propriétés détoxifiantes. De nombreuses études ont montré son efficacité en cas de troubles digestifs divers, mais aussi d'intoxication et même d'empoisonnement. On le trouve sous forme de poudre, de granulés, de comprimés, de gélules ou de capsules huileuses.

IL PARAÎT QUE LA DHEA ÇA MARCHE ?

Effectivement, ça peut « marcher ». Mais là il ne s'agit plus de conseil au comptoir, il faut impérativement passer par un médecin et se soumettre à des dosages biologiques et hormonaux. La DHEA ne vous concerne que si vous en manquez, et que si ce fameux ventre rond est apparu avec l'âge (ménopause/andropause). Dans ce cas, on a beau tout faire comme il faut, le ventre reste là, désespérément là. Si l'origine est un déséquilibre hormonal (quasi inévitable à la ménopause et à l'andropause), il est évident que seul un rééquilibrage hormonal peut retourner la situation.
Cependant, prenez en compte le fait que la DHEA n'aura d'effet sur vous que si, et seulement si, vous en avez vraiment besoin. Et même dans ce cas, n'imaginez pas de miracle d'elle seule. L'association diététique adaptée + activité physique + DHEA reste la seule combinaison gagnante, notamment pour stabiliser son poids. Mais une supplémentation hormonale peut donner un sérieux coup de pouce aux personnes découragées... Les posologies commencent à partir de 20 mg par jour, et peuvent grimper jusqu'à 75 mg ou plus selon les besoins.

LA DHEA C'EST QUOI ?

La DHEA est une hormone fabriquée par les glandes surrénales. Surnommée la mère des hormones, elle se transforme selon les besoins du corps en d'autres hormones : progestérone, oestrogènes, testostérone...
Au fil du temps qui passe, nous en fabriquons de moins en moins : à 70 ans, le taux a chuté de près de 80 % par rapport à celui que nous affichions lors de nos 20 ans. Cette chute expliquerait en partie la diminution de la masse musculaire, caractéristique du vieillissement. Une supplémentation en DHEA vise à combler la déficience, mais elle nécessite impérativement un suivi hormonal.

ALIMENTS **OUI**	ALIMENTS **NON**
• Consommez des **aliments « antiflatulences »** comme le gingembre, l'ail ou la menthe poivrée. Ou encore des **aliments neutres** : huile, poisson, viande, volaille, riz. • L'**huile d'olive** est le plus digeste de tous les corps gras. • Parsemez vos plats de **fines herbes** : partenaires officiels de la digestion, elles s'opposent aux ballonnements et illuminent les plats.	• **N'aspirez pas d'air** en ingérant une boisson trop chaude (soupe, thé) et surtout ne mâchez pas de **chewing-gum**. Non seulement vous avalez de l'air, mais en plus, sous l'impulsion de la salive, l'estomac sécrète des sucs gastriques pour une digestion inutile puisque vous n'avalez rien. • **Fuyez les aliments indigestes** qui, en se dégradant lentement, entraînent une fermentation (légumes secs surtout cuits insuffisamment, plats gras…) • **Évitez de boire trop à table**, même lorsqu'il s'agit d'eau. C'est pire dans le cas des sodas, mais aussi des eaux minérales gazeuses. Par ailleurs, la plupart des boissons industrielles contiennent des inhibiteurs de digestion : les additifs (cidre, bière, sirop, sodas) ; les tanins (vin, café, thé) ; l'alcool (toutes les boissons alcoolisées) ; les graisses (lait, cacao) ; les sucres raffinés (toutes les boissons industrielles sucrées). Le milk-shake est probablement l'une des boissons les moins digestes. • **Les choux**, haricots secs, navets et oignons sont connus pour provoquer des flatulences chez les personnes sensibles : évitez d'en faire la base de votre alimentation ! • Réduisez ou supprimez les **produits laitiers**, car le lactose est très peu digeste. • Les **fibres insolubles** (voir tableau p. 73) sont à manipuler avec précaution, mais ne doivent par être supprimées. Il faut augmenter progressivement la teneur en fibres de son alimentation, et s'arrêter au seuil individuel où « ça ne passe plus ».

ATTENTION !
Nous renouvelons notre mise en garde : il serait extrêmement imprudent de prendre de la DHEA, comme n'importe quelle autre hormone, sans conseil médical. Même si vous pouvez en trouver en vente libre dans certains pays, ou sur internet, nous vous déconseillons formellement une supplémentation « sauvage ».
Toutes les hormones fonctionnent ensemble et vous risquez de dérégler votre système endocrinien si vous ne prenez pas le dosage exact qui vous convient.

MON CONSEIL

Pour calmer les envies compulsives de sucre :

☞ Chrome picolinate (laboratoires Bionutrics) 1 comprimé matin et soir. 90 comprimés, 25 €.

☞ Céroline (laboratoires Pileje) contient du 5 HTP alimentaire, précurseur de la sérotonine ; cette substance naturelle et précieuse aide à se débarrasser du besoin de sucreries, en cures de 5 jours espacées de 3 semaines à un mois. La cure, 40 €.

8

Les intolérances alimentaires

Entre intolérance et allergie alimentaire, mon intestin balance... Sauf que ces émotions-là ne lui sont pas très douces. La seconde touche environ 3 % d'entre nous, mais la première concerne probablement plus de 80 % de la population ! Et presque personne n'en est conscient ! Que l'on souffre de l'une ou de l'autre, même combat. Prenons les armes : des ferments, bien sûr... Est-ce que l'on devient intolérant à un aliment parce que notre barrière intestinale est agressée, ou est-ce parce que l'on mange des aliments non adaptés que cette chère flore se dérègle ? Nul ne sait au juste, c'est l'histoire de l'œuf et de la poule. La réponse est probablement : les deux. Plus l'intestin est agressé, moins il supporte d'aliments « à problèmes ».

Si nous mettons particulièrement l'accent sur ce chapitre, c'est qu'il est d'une importance capitale, que la solution est accessible absolument à tout le monde et qu'il suffit de faire ce premier pas alimentaire pour se sentir déjà beaucoup mieux.

S'il y avait une hiérarchie à adopter, sans doute proposerions-nous d'être particulièrement vigilant sur le lait et les produits laitiers, puis sur le gluten (donc toutes les céréales et produits dérivés). Là, la majorité des intolérances est facile à déterminer. Il suffit d'éviter ces aliments, totalement, pendant quelques jours pour sentir une amélioration : moins de fatigue, moins de problèmes intestinaux, une plus belle peau, moins de douleurs, etc. Le « stade » au-dessus, c'est l'adoption du « régime Seignalet », que vous découvrirez plus loin. Et pendant ce temps, un rééquilibrage de la flore intestinale s'impose...

> ***Allergique au voisin***
> *Si vous pensez être allergique à votre voisin, en fait vous y êtes simplement « intolérant », voire très intolérant. Vous n'y êtes véritablement allergique que si votre visage se couvre de boutons lorsque vous le croisez au local à poubelles. De même, les allergies alimentaires vraies supposent des réactions immunitaires bien spécifiques de la part de votre organisme. On peut donc fort bien souffrir d'une petite allergie et d'une grosse intolérance, ou l'inverse.*
> *Cependant, laissons ces « détails » aux spécialistes : que vous souffriez d'une allergie, d'une pseudo-allergie ou d'une intolérance alimentaire revient, concrètement, au même pour vous. Les conseils, en dehors de quelques spécificités, seront donc les mêmes pour tous.*

A. Les allergies

Leurs manifestations sont en général très « parlantes ». Juste après l'apéritif, si vous doublez de volume après avoir avalé une poignée de cacahuètes (œdème de Quincke), nous sommes au cœur du sujet. Mais certaines expressions sont plus discrètes : vous avez des picotements dans la bouche en croquant des noisettes, des plaques sur les joues après avoir goûté une fraise gentiment offerte par le marchand de primeurs. Plus subtil encore, vous pouvez déclencher une urticaire ou des aphtes, une dermatite atopique, des douleurs abdominales, des diarrhées, et même des rhinites ou des crises d'asthme après avoir avalé un aliment auquel vous êtes allergique. Dans de rares cas, on assiste à un état de choc, c'est-à-dire un malaise général grave. Tout le problème vient du fait qu'un aliment parfaitement normal entre dans le tube digestif et qu'il n'y reste pas. En fait, sans y être invité, il (généralement ses protéines) traverse la membrane intestinale parce que celle-ci est agressée ou sa flore affaiblie, et il devient un ennemi à abattre pour l'organisme, qui déploie une série de réactions immunitaires. Il est tout à fait extraordinaire de constater que les patients allergiques sont soumis à des tests de désensibilisation aussi pénibles que longs, alors que personne ne s'intéresse au point de départ du problème : la muqueuse intestinale lésée. En restaurant, d'une part la flore, d'autre part la barrière intestinale, on atténue voire on soigne bon nombre d'allergies alimentaires.

> ***Terrain à vendre***
>
> *Votre allergie dépend de votre terrain : vous pouvez être allergique à un aliment rarement répertorié comme allergisant, et bien tolérer les œufs réputés comme tel. Votre terrain n'est pas le même que celui de votre meilleur ami. Donc, même si vous aimeriez vous en débarrasser, il va falloir faire avec jusqu'à votre dernier souffle. Plutôt que de chercher à le vendre, mieux vaut l'améliorer et y couler des jours heureux.*

■ QUELS SONT LES ALIMENTS LES PLUS FRÉQUEMMENT RESPONSABLES D'ALLERGIE ?

En fait, on n'est pas allergique à un aliment, mais à certaines substances allergisantes de cet aliment. En général, il s'agit de protéines, d'additifs, d'arômes ou de contaminants (résidus de pesticides par exemple). À vous de mener l'enquête pour trouver ceux qu'il vous faut fuir !

PRINCIPAUX ALIMENTS RESPONSABLES D'ALLERGIES	
Lait de vache	Noix et noisettes
Œufs (blanc et jaune)	Orange
Poissons	Betterave sucrière
Soja	Poivre noir
Arachides	Sésame
Crevettes	Ail
Banane	Paprika
Blé et seigle (gluten)	Moutarde
Céleri et tomate	Thé cacao
Crustacés (crabe, crevette, homard...)	Riz
Levures (bière et pain)	Viande
Kiwi	

source : Dr Georges Mouton

Cette liste est purement indicative. On peut très bien être allergique au poulet, surtout si on l'est à l'œuf. On est rarement allergique aux mollusques mais on peut l'être aux préparations « aux fruits de mer » qui contiennent bien d'autres choses (des crustacés par exemple). On peut être allergique aux charcuteries de mauvaise qualité, mais pas à celle préparées façon « haut de gamme », donc sans additifs sensibilisants. On peut être allergique à une variété de pomme et pas à une autre. On peut être allergique aux oranges, mais pas à celles qui sont issues de l'agriculture biologique – leur peau ne contient pas d'agents conservateurs, fortement allergisants. Si on est allergique à l'aspirine, il ne faut pas manger de fruits rouges (allergies croisées). Etc.

Quelques précisions

▶ *Les arachides (cacahuètes) sont en nette progression. Attention ! Les petits pots de bébé en contiennent très souvent ! La poudre de cacahuète apporte des protéines, certes, mais comme pour l'œuf ou le lait de vache, la muqueuse digestive et le système immunitaire du bébé ne sont pas assez matures pour les recevoir. Et voilà de futurs allergiques…*

▶ *Le lait est responsable d'assez peu d'allergies vraies (ne pas confondre avec l'intolérance au lait, beaucoup plus répandue).*

▶ *Les prunoïdés (pommes, pêches, etc.), les avocats, kiwis, bananes, châtaignes, céleri, carottes, persil et fruits secs provoquent surtout des réactions chez les + de 15 ans.*

▶ *Comme les protéines se ressemblent beaucoup, on assiste de plus en plus à des allergies « croisées » : vous étiez allergique au lait de vache et vous le devenez à la farine ou au soja : c'est que votre système immunitaire a cru reconnaître dans ces aliments cette protéine allergisante et déclenche les même réflexes.*

■ AVEC QUELS ALIMENTS EST-ON SÛR DE NE PAS AVOIR D'ALLERGIE ?

Sans devenir paranoïaque, aucun a priori. Le problème est que la plupart des aliments contiennent des protéines, et chacune d'elles est susceptible de déclencher une allergie chez les personnes prédisposées. Quand on sait qu'un aliment aussi simple en apparence que de la farine ou du poisson contient une quarantaine de protéines, on comprend mieux l'ampleur du risque, en particulier en ce qui concerne les nouveaux produits. On a vu ainsi apparaître des réactions allergiques au soja, au kiwi, à l'avocat, à mesure que ces aliments prenaient une place grandissante dans notre alimentation. Le plus sournois reste bien sûr l'alimentation industrielle où la composition est si savante et complexe que les industriels eux-mêmes avouent ne plus savoir ce qui se trouve dans le produit. Pratique pour savoir quelle est la substance qui vous agresse… Car ce peut-être les agents de texture, les colorants, les arômes, les redoutables métabisulfites que l'on trouve dans les crevettes, vins, apéritifs et fruits secs… Fuyez ces préparations, au demeurant jamais intéressantes pour la santé, et pour lesquelles les allergologues mettent en garde tous leurs patients.

■ L'ALLERGIE AU LAIT DE VACHE EXISTE-T-ELLE ?

Oui. Elle affecte 5 % de la population (et 10 % des enfants). Comme toutes les allergies, elle est due aux **protéines** du lait (notamment la caséine). Elle provoque des diarrhées et des vomissements qui ne passent pas inaperçus, particulièrement chez les tout petits bébés. Précisons que même chez les personnes non allergiques, la caséine est une entrave à la bonne digestion.

Mais il existe une proportion bien plus importante (40 % !) de personnes dites intolérantes au lait. En gros, elles ne le supportent pas bien non plus, mais les réactions sont moins visibles et moins graves.

Ces personnes sont intolérantes au **sucre** naturel du lait, le lactose. En fait, ce trouble extrêmement répandu est dû au fait que de nombreux adultes n'ont plus de lactase, l'enzyme qui permet de digérer le lactose (alors que la plupart des enfants fabriquent cet « outil » jusqu'à l'âge d'environ 3 ans). Ce véritable trouble chronique finit par causer de vrais problèmes à long terme.

■ ÇA VOUS CHATOUILLE OU ÇA VOUS CHOQUE ?

En fonction de l'aliment consommé et de votre « terrain », voici ce qui peut arriver…

ALIMENT	**RÉACTION POSSIBLE**
Œuf + mayonnaise, dessert à base d'œuf, pâtes aux œufs, etc.	Eczéma, urticaire, dermatite atopique (enfant), diarrhées, vomissements.
Cacahuète + beurre de cacahuète, huile d'arachide, pâtisseries, bonbons, sauces diverses, charcuteries. Cacahuète parfois entrant dans la composition des « huiles végétales », des « protéines végétales » ou des « matières grasses végétales » d'un produit fini.	Œdème de Quincke (gonflement du larynx qui expose à l'étouffement : appeler le médecin d'urgence) ou choc anaphylactique (piqûre d'adrénaline d'urgence pour éviter l'arrêt cardiaque).
Lait de vache Et tout produit en découlant ; parfois appelé « caséine », « caséinate de calcium/sodium ».	Eczéma, urticaire, dermatite atopique (enfant), diarrhées, vomissements.
Fruits et légumes • latex = avocat, banane, châtaigne, kiwi, sarrasin ; • ombellifères = carotte, céleri, cerfeuil, coriandre, cumin, fenouil, persil ; • rosacées = abricot, cerise, pêche, poire, pommes, prunes ; • oléagineux = noix, noisettes, amandes.	Syndrome de Lessof (démangeaisons dans la bouche : palais, langue, pharynx, éventuellement œdème). Ces allergies sont souvent accompagnées de rhume des foins.
Produits de la mer Tous les poissons et presque tous les crustacés (crabe, crevette, écrevisse, langouste, langoustine).	Tous les symptômes sont possibles.

PEUT-ON ÊTRE ALLERGIQUE AUX OGM ?

Oui. Les allergologues s'arrachent les cheveux. Déjà que l'allergie alimentaire est en pleine expansion, l'arrivée des OGM risque de leur compliquer encore plus la tâche. D'autant que la médecine ne propose absolument aucun traitement pour cette maladie, contrairement à d'autres types d'allergie… Certaines personnes ne se déplacent qu'avec leur matériel de réanimation à portée de main, déplorant qu'aucune méthode de désensibilisation n'existe… Erreur (voir « Mes conseils », Technique NAET).

Nouveaux gènes = nouvelles protéines

« Si vous êtes allergique à la noix du Brésil, ne buvez pas de lait de soja », aurait-on dû dire à la jeune femme qui a été l'une des premières victimes d'allergie aux OGM il y a quelques années. Une simple protéine de noix avait été introduite dans le patrimoine du soja… Vous ne comprenez rien ? C'est normal : cette jeune femme non plus. Explication : pour modifier génétiquement une plante, on recherche dans une autre plante (ou même dans un animal) la caractéristique que l'on souhaite inculquer à la première. On identifie la protéine responsable de la particularité en question, puis on fabrique une « construction génétique » (qui contient le gène d'intérêt et des séquences d'ADN indispensables à son fonctionnement). On introduit alors le patrimoine génétique de la plante n° 2 dans celui de la plante n° 1 : c'est la transgenèse. Ce jeu de Lego n'a l'air de rien, mais « les risques allergiques causés par les protéines nouvelles que pourraient produire les plantes génétiquement modifiées sont vraisemblablement les risques les plus importants », expliquait déjà le Pr Bernard David, directeur de l'Unité d'immunoallergie de l'Institut Pasteur (Paris) en 1999 dans un article prémonitoire. Pourquoi tant d'agitation ? Tout simplement parce que les responsables majeurs des allergies alimentaires sont les protéines. Que les allergologues ont déjà un mal fou à repérer la protéine qui provoque vos plaques d'urticaire ou

vos œdèmes de Quincke, si elle est issue d'un aliment « normal ». Mais s'il faut enquêter pour finalement aboutir à une protéine de noix dans du lait de soja, ils jettent l'éponge…

Allergique à petite dose

Évidemment, certains « experts » américains, mandatés pour définir si oui ou non certaines plaintes de consommateurs étaient fondées, se sont avérés extraordinairement optimistes. Ils estimèrent en l'occurrence que les allergènes (agents responsables) étaient alors présents en si faible quantité dans le « nouvel » aliment qu'ils ne pouvaient causer aucun dégât. En outre, la séquence des acides aminés (c'est-à-dire la « forme » de la protéine) ne ressemblait en rien à une protéine déjà réputée allergisante, ce qui était encore plus rassurant à leurs yeux. Pas de chance : d'autres experts, plus spécialistes en allergie qu'en intérêts financiers, ne sont pas de cet avis. Ils rappellent qu'en matière d'allergie, les faibles doses ne sont en aucun cas une garantie d'innocuité ; le Pr David renchérit même : « chez la souris, les fortes doses d'un allergène n'entraînent pas de réaction, alors que c'est le cas avec des doses faibles répétées ». Par ailleurs, même si la forme de la protéine ne ressemble pas à une sœur allergisante, cela ne fait qu'atténuer le risque mais sûrement pas l'annuler.

Mais si un aliment qui n'était pas allergisant peut le devenir en intégrant une nouvelle protéine dans son génome, des petits malins ont imaginé qu'il pourrait être possible de faire l'inverse : rendre non allergisant un aliment réputé tel en introduisant un gène externe destiné à faire taire l'allergène ! Certains chercheurs proposent d'ailleurs déjà des modifications génétiques, notamment de la cacahuète, l'un des aliments les plus allergisants qui soient. La vérité, c'est qu'en matière d'allergie, tout est très compliqué. Et si les aliments OGM ne sont pas, en soit, plus allergisants que les autres, il s'avérera à l'évidence encore plus délicat de retrouver le coupable. Par ailleurs, les personnes déjà allergiques ne seront pas forcément plus vulnérables (ce qui signifie au passage que celles qui ne sont PAS allergiques ne sont pas du tout à l'abri !) Sachant qu'en raison de l'explosion du nombre d'aliments consommés et de la diversification alimentaire survenant de plus en plus précocement, les allergies alimentaires sont en progression constante, l'avenir des allergologues est assuré. Ils estiment qu'environ 3 % de la population manifeste une allergie alimentaire (et près d'un enfant sur 10, mais les symptômes s'atténuent en général avec l'âge), et que « l'épidémie » n'en est qu'à ses débuts.

Comment se protéger ?

La guerre mondiale contre l'allergie aux OGM est déclarée. Mais on ne sait pas bien avec quelles armes combattre l'ennemi. Le bon sens voudrait tout bêtement que les OGM n'existent pas. Mais ce fantasme est supplanté par la réalité : les OGM s'infiltrent doucement dans les filières alimentaires. Nourrissent les animaux qui nous nourrissent. Poussent, croissent et se multiplient comme des petits pains. Les manipulateurs sont au moins priés de vérifier, dans le fin fond de leur laboratoire, si les protéines qu'ils comptent insérer dans les végétaux pour en inonder la planète ressemblent à des protéines déjà connues comme allergisantes. C'est la moindre des choses. Ensuite, il est question de restreindre les insertions afin que les protéines étrangères ne soient exprimées que dans les parties de la plante qui n'entrent pas dans l'alimentation, comme la tige ou la feuille : en d'autres termes, on n'avalerait pas la partie génétiquement modifiée. Enfin, il serait question d'imposer un étiquetage absolument rigoureux sur les produits finis, et on en est loin. Bref : paroles, paroles… et intérêts financiers.

Au niveau du consommateur, les seuls moyens qui peuvent être mis en oeuvre passent par deux outils remarquables : les yeux. Lisez les étiquettes et, dès que vous décelez les mots « génétiquement modifié », reposez le paquet sur le rayon. Désolé, nous n'avons rien d'autre à vous proposer, sinon des mesures de bon sens qui à la fois mettent à l'abri des OGM et protègent votre santé : des produits simples et naturels, à préparer vous-mêmes. Les OGM sont en effet issus majoritairement du soja ou du maïs (en tout cas aujourd'hui), et entrent dans la composition de produits industriels qui les comportent (plats cuisinés, biscuits, pâtisseries, snack, barres chocolatées…). À noter : les produits bio sont évidemment exempts de la moindre trace d'OGM. Ouf !

MON CONSEIL

Il existe une nouvelle technique naturelle, d'origine orientale, rapide et efficace pour soigner tout type d'allergie.
Les médecins qui l'appliquent, pour le plus grand bonheur de leurs patients, font rechercher dans l'urine :

☞ des peptides, qui sont le reflet des déviances d'assimilation des protéines ;

☞ la peptidurie totale (le nombre de peptides totaux dans l'urine) ;

☞ les peptides dérivés du gluten (blé et autres céréales) et ceux dérivés de la caséine (lait).

Renseignez-vous auprès de NAET (voir adresse en annexe, page 181).

B. LES INTOLÉRANCES

On observe plus fréquemment des intolérances alimentaires ou pseudo-allergies. Dans ce cas, le système immunitaire n'est pas impliqué. Les intolérances alimentaires sont liées à une consommation excessive de certains aliments, qui libèrent des substances responsables de troubles voisins de l'allergie. À la différence de l'allergie, l'intolérance est déclenchée par un agresseur extérieur à l'organisme. Mais bien souvent, les deux mécanismes sont imbriqués. Les aliments pouvant provoquer de fausses allergies sont par exemple les aliments contenant des toxines type botulique ou staphylocoque, l'alcool, la caféine, la théobromine, des aliments riches en histamine type fromages fermentés, hareng fumé, conserves, des aliments entraînant une libération importante d'histamine : poissons, crustacés, tomates, fruits secs, chocolat, vin blanc, salami… Il arrive enfin que la consommation d'un aliment soit incompatible avec l'organisme d'un individu : certains sont intolérants au lait parce qu'il leur manque une enzyme, la lactase, celle-ci étant indispensable à la digestion du sucre du lait : le lactose.

■ QUELS SONT LES ALIMENTS LES PLUS FRÉQUEMMENT RESPONSABLES D'INTOLÉRANCES ALIMENTAIRES ?

Comme vous pouvez le constater, hormis le lait, les coupables d'intolérance ne sont pas les mêmes que ceux qui provoquent des allergies.

PRINCIPAUX ALIMENTS RESPONSABLES D'INTOLÉRANCES ALIMENTAIRES

(entre parenthèses, la substance responsable de l'intolérance)

- Lait de vache (lactose)
- Fromage (tyramine)
- Alcool (histamine)
- Vins blancs et rosés (sulfites)
- « Repas chinois » (glutamate)
- Aliments traités (colorants, pesticides, additifs, hormones)

source : Dr Georges Mouton

Qu'il s'agisse d'allergie ou d'intolérance, la parade repose sur les mêmes bases. Lifter les intestins et les renforcer. Encore et toujours !

QUELS SONT LES SYMPTÔMES D'UNE INTOLÉRANCE AU LAIT ?

En fait, on est intolérant au lactose du lait, qui est un sucre naturel. Diarrhées, flatulences, gonflements, colite, problèmes de peau (plaques, eczéma, boutons...), infections à répétition, allergies, maladies auto-immunes, voire peut-être certains cancers (prostate et sein notamment)... et malabsorption de nutriments précieux présents dans d'autres aliments. Malheureusement, il est rare que la personne (ou le médecin consulté) pense à faire le rapprochement. Si vous souffrez de maux chroniques et que vous consommez beaucoup de lait ou de produits laitiers (même écrémés ! contrairement à ce que l'on croit, ils sont encore moins bien tolérés !), supprimez-les totalement pendant une dizaine de jours, et même un peu plus longtemps. Juste pour voir. Si ça va mieux, vous savez ce qui vous reste à faire. En fait, tout le monde devrait se plier à ce petit test y compris ceux qui se sentent en forme. Dans certains cas, l'abolition totale des produits laitiers permet de se sentir encore mieux.

■ CERTAINES PLANTES PEUVENT-ELLES ÊTRE UTILES ?

- La pensée sauvage est dépurative, elle élimine les agents allergènes.
- Le plantain est anti-inflammatoire et anti-allergique.

■ L'HOMÉOPATHIE EST-ELLE PLUS INTÉRESSANTE EN CAS D'ALLERGIE OU D'INTOLÉRANCE ?

L'homéopathie est remarquablement efficace dans tous les domaines allergiques, mais elle doit être prescrite avec finesse. Grâce à elle, vous pouvez venir à bout de manifestations spectaculaires voire graves. En attendant de consulter pour une prescription 100 % adaptée à votre cas :

- Poumon-histamine est LE médicament homéopathique anti-allergie ;
- Apis mellifica s'oppose au gonflement et aux picotements.

MON CONSEIL

☞ Penser à analyser chacun de vos aliments. Le coupable n'est pas toujours celui qu'on croit. Même une eau minérale peut vous donner des plaques : changez de marque !

☞ Faire une cure de probiotiques.

☞ Ne pas prendre systématiquement des corticoïdes (fréquemment prescrits en cas d'allergie). Mais plutôt de la quercétine 700 mg (laboratoires Vit'all+), 1 gélule matin et soir, 60 gélules, 32 € + de la bromélaïne 250 mg (laboratoires Bionutrics), 1 gélule matin et soir, 60 gélules, 25 €.

ALIMENTS **OUI**	ALIMENTS **NON**
• Pourquoi pas du lait fermenté (**yaourt**). Il nourrit la flore intestinale, lui permettant ainsi d'être plus performante. Nous vous conseillons de préparer vous-même vos yaourts : achetez en pharmacie un ferment et préparez vos yaourts dans une yaourtière. • Sinon, optez pour des yaourts au lait demi-écrémé. Certains contiennent du *Bacillus acidophilus*, un germe spécifique de l'intestin, présent depuis la naissance pour aider le nourrisson à digérer le lait de sa mère. Ce ferment présente un double intérêt : il dégrade la caséine du lait, protéine formée de très grosses molécules, en petites fractions pour les rendre plus digestes, et de plus il ensemence la flore intestinale d'un nombre impressionnant de germes vivants : 450 millions/ml ! • D'autres préparations contiennent du bifidus bacille présent dans le sein de la mère durant les premières semaines de l'allaitement, et qui constitue un organisme anti-infectieux. Son rôle préventif sur l'allergie serait cependant plus limité. • Vous pouvez également opter pour les petites bouteilles de **lait fermenté**, type Actimel : nous regrettons cependant qu'elles contiennent aussi du sucre et des additifs (arômes). • L'idéal, d'un point de vue « bactérie », serait de consommer toute l'année 1 à 3 yaourts par jour. Toutefois, cela représente une consommation de produits laitiers trop importante, donc il faut se limiter à 1 yaourt par jour, mais du coup l'apport de probiotiques devient insuffisant… D'où l'intérêt des autres aliments fermentés et de la supplémentation en ferments lactiques. • **Autres aliments fermentés** (fermentation lactique) : choucroute, olives, cornichons, charcuteries de bonne qualité, fromages de chèvre…	• Le **lait**, évidemment… • Attention à **tous les aliments qui peuvent en contenir** : béchamel, crêpes, glaces, biscuits, gaufres, gratins… En général, le fromage et les yaourts sont mieux tolérés.

MON CONSEIL

D'autres compléments peuvent être utiles, ils sont à discuter au cas par cas.

☞ 1 probiotique (ferments) par jour.

☞ 1 comprimé de complexe antioxydant par jour.

☞ 1 comprimé de complexe de multivitamines et minéraux par jour.

☞ 2 à 4 g de vitamine C naturelle (bioflavonoïdes). Elle réduit la gravité des manifestations allergiques.

☞ 2 capsules d'huile de poisson et d'huile d'onagre par jour (= 4 g).

☞ De la L-glutamine pour soigner l'intestin et renforcer la barrière immunitaire, 500 mg/jour.

☞ De la L-histidine, antiallergique, 500 mg/jour.

■ Y-A-T-IL UN PROFIL « PSY » ALLERGIQUE ?

Oui. Les allergiques sont souvent des personnes qui font « un » avec l'entourage mais qui ont du mal à s'en dissocier quand il le faut. Elles peinent à prendre le recul nécessaire pour traverser les événements et un stress peut réactiver une crise allergique. Ce n'est évidemment pas la cause de l'allergie, mais c'est très certainement un facteur déclenchant. Les enfants allergiques sont très souvent réactifs et sont des « éponges » à sentiments. S'ils grandissent dans un environnement stressant, il y a des chances pour qu'ils extériorisent leur mal-être par le biais d'allergies. De nombreuses personnes sont devenues allergiques à la suite de divorce ou de stress professionnel, puis leur maladie s'est atténuée. Et tous les spécialistes reconnaissent qu'un stress précède souvent une crise d'asthme par exemple. Nous vous conseillons donc vivement de traiter votre « stress » en parallèle. La psychothérapie peut donner des résultats extraordinaires, mais l'homéopathie aussi, ou simplement la pratique d'une activité créatrice : yoga, danse, musique…

Bouillon de culture

De nombreux types de lait fermenté existent dans d'autres cultures. C'est le cas du képhir caucasien, du yaourt bulgare ou du lassi indien. En tout cas, la Genèse rapporte qu'Abraham devait sa fécondité et sa longévité au lait fermenté…

FAUT-IL CONSOMMER DU LAIT OU PAS ?

Si vous êtes intolérant ou allergique au lait, non. Si tout va bien mais que vous pouvez vous en passer, non plus. Cet aliment n'est absolument pas incontournable. Mais si vous adorez et que vos intestins le tolèrent, inutile de vous frustrer. Dans ce cas, limitez-vous à un produit laitier par jour, si possible un yaourt. Mais répétons que si vous souffrez de troubles digestifs, cutanés ou inflammatoires récurrents, évitez-les pendant quelque temps : il est tout à fait possible que votre état s'améliore de façon spectaculaire. Zoom sur quelques pathologies qui nécessitent l'arrêt total des produits laitiers.

La cataracte

Si le soleil a sa part de responsabilité dans le déclenchement de la cataracte, certains facteurs sont également très nocifs. Ainsi, le lactitol (un sucre présent dans le lait) attire fortement l'eau. Lorsque ces substances s'installent dans l'œil, elles finissent par le faire « craquer » sous l'afflux hydrique, ce qui provoque une cataracte précoce. Certains médecins estiment qu'il ne faudrait pas boire du tout de lait surtout si vous avez déjà un début de cataracte.

L'arthrite, l'arthrose

Les protéines animales génèrent des substances qui peuvent provoquer des douleurs articulaires. Celles du lait ne font pas exception à la règle. Il en va de même pour les graisses saturées, présentes elles aussi dans le lait et les fromages. Lorsque l'on consomme ce type de graisse, le corps produit des prostaglandines, substances inflammatoires.

L'asthme, les allergies (eczéma compris)

Les produits laitiers aggravent souvent les réactions allergiques, notamment ORL. Évitez-les, surtout lors des périodes « à crise ».

■ PAR QUOI PEUT-ON REMPLACER LE LAIT DE VACHE ?

Par les « laits végétaux », dont certains sont très intéressants d'un point de vue diététique. Le lait d'amande, par exemple, apporte beaucoup de calcium. Sinon, pourquoi ne pas découvrir les saveurs originales des laits de soja ; riz ; amande ; noisette ; noix ; châtaigne ; avoine ; quinoa ; noix de coco ; mélanges : riz/soja/avoine, riz/noisette/amande… ; pois ; pomme de terre ; sésame.

■ Y A-T-IL UN INTOLÉRANT AU GLUTEN DANS LA SALLE ?

Statistiquement, oui, si vous vous trouvez dans une salle de 100 personnes. Et si c'est vous, il y a toutes les chances que vous ne le sachiez pas. Enfin une raison pour se regarder le nombril : votre tube digestif souffre peut-être, ne restez pas sourd ! Et si vous faisiez un petit test, juste pour voir ?

Les deux pieds dans le même SABO

Les intolérants au gluten (maladie cœliaque) sont des personnes qui digèrent mal une protéine (le gluten) présente dans certaines céréales. Il est facile de mémoriser les ennemis jurés de l'intolérant au gluten par le moyen mnémotechnique SABO (Seigle, Avoine, Blé, Orge). Naturellement, c'est le blé que nous avons le plus de chance de « croiser » dans nos assiettes. Que nos mandibules mâchent des pâtes, du pain ou de la pâte à pizza revient exactement au même : c'est la guerre des tranchées dans le tube digestif. Mais nous, adultes insouciants, persévérons dans notre menu italien car contrairement aux symptômes flagrants chez l'enfant (diarrhées, vomissements, abdomen augmenté de volume), ceux de l'adulte se font on ne peut plus discrets. Douleurs abdominales, constipations et lésions de la peau, autant de troubles parfois reliés au stress, à une intolérance au lait (parfois associée) ou le plus souvent raccordés à rien : « J'ai toujours été comme ça, c'est normal ».

Avoine : en avoir ou pas ?

L'avoine a longtemps été classée dans les céréales « interdites aux intolérants au gluten ». Mais la voilà innocentée officieusement depuis une dizaine d'années, et tout à fait officiellement depuis 1998. Comme souvent, le message met du temps à passer, et il est tout à fait possible que vous suiviez des recommandations obsolètes, tétanisé de peur à la simple lecture du mot « porridge ». On le dit, on le répète : l'avoine ne vous fera pas de mal, vous pouvez en manger ! En outre, c'est une céréale très intéressante pour la santé, il serait dommage de vous en priver. Le très officiel GERMC (groupe d'étude et de recherche sur la maladie cœliaque) le répète inlassablement...

LES CÉRÉALES ET FÉCULENTS QUE PEUVENT MANGER LES ALLERGIQUES ET INTOLÉRANTS AU GLUTEN (= OUI), ET LES ALIMENTS QU'ILS DOIVENT FUIR (= NON).

OUI (sans gluten)	**NON (avec gluten)**
Céréales :	*Céréales* :
- riz	- blé = froment
- maïs	- seigle
- millet	- orge = malt
	- avoine*
Féculents :	- triticale
- pommes de terre	- amarante
- soja	- épeautre
- sarrasin	- kamut
- quinoa	
- tapioca = manioc	
- sésame	
- sorgho	**Voir ci-dessus :*
- fèves	*Avoine : en avoir ou pas ?*

C'est l'histoire de Thibault

Des intolérances au gluten ? J'en vois toute la journée au comptoir, et bien sûr ceux qui en souffrent n'en ont absolument pas conscience puisque personne ne leur en parle. En fait, ils sont aussi, souvent, intolérants au lait puisque les deux lèsent la barrière intestinale. Je pense à Thibault ce petit garçon qui était très « lent » à l'école, ne suivait pas, était grincheux ou apathique selon les jours, et dont les parents étaient angoissés pour son avenir. Comme il était aussi sujet à un eczéma, et que les multiples traitements n'avaient jusqu'à présent rien donné, j'ai proposé aux parents de faire le « test du gluten ».

Le résultat a été spectaculaire ! Mais comme Thibault adorait les pâtes et le pain, nous avons cherché une solution pour qu'il tente d'en manger à nouveau plus tard. Au cours du régime « sans gluten », l'enfant a rattrapé en quelques mois des années de retard scolaire, il est devenu vif et souriant, un vrai bonheur ! Dans le même temps, nous avons mis en place une supplémentation alimentaire pour restaurer la barrière intestinale et « réparer » la muqueuse de son intestin. Aujourd'hui, cet enfant n'a plus d'eczéma, sa vie (et celle de sa famille) a été transformée, il est heureux et mange même des pâtes de temps en temps sans réaction de la part de son corps, même si ses parents évitent d'en abuser afin de ne pas retomber dans l'engrenage.

Bons gestes

- ➔ *Si vous avez une maladie cœliaque, méfiez-vous de tout ou presque : les plats des restaurants peuvent contenir du gluten, même chose chez les amis, renseignez-vous soigneusement.*
- ➔ *Certains médicaments peuvent contenir du gluten (enrobage). Là encore, il va vous falloir mener l'enquête. Commencez par demander à votre pharmacien.*

<table>
<tr><th>ALIMENTS OUI</th><th>ALIMENTS NON*</th></tr>
<tr><td>• Les céréales et féculents « oui » et leurs produits dérivés : maïzena, fécule de pomme de terre, produits sans gluten.
• Tous les aliments contenant des protéines animales, au naturel : œufs, viandes, poissons, fruits de mer… Y compris le jambon.
• Tous les légumes au naturel, qu'ils soient frais, surgelés ou en conserve.
• Les légumes secs « maison ».
• Les chips, les frites, la purée maison.
• La plupart des « accompagnements » simples : sel, poivre, épices, fines herbes, câpres, cornichons… toutes les conserves faites maison dans le même esprit (l'aliment, le vinaigre, point).
• Tous les produits laitiers « simples » (lait, fromage – sauf à tartiner – yaourt).
• Tous les fruits au naturel ou au sirop, ainsi que les préparations « maison » (compote, fruits cuits…) Tous les jus de fruit.
• Les amandes, noix etc. ainsi que le chocolat en général (en tablette).
• Tous les produits sucrés « simples » : confiture, miel, sirop d'érable, gelées…</td><td>• Tous les produits à base de céréales « non ». Farine (blanche ou complète), pain, biscottes, pain grillé, pain suédois ou polaire, pain de mie ou d'épices, toutes les pâtes, le couscous, la semoule au lait, biscuits, crêpes, gaufres…
• Tous les plats cuisinés en dehors de chez vous (plats industriels, restaurant, traiteur) : tous peuvent contenir de la pane (poissons) ; de la chair à saucisse (mélangée à du pain) ; de la farine ; du sirop de blé…
• Tous les légumes préparés du commerce. Gratins, poêlées, mélanges en conserve ou au rayon frais… Y compris les lentilles.
• Toutes les sauces et accompagnements préparés du commerce : mayo, moutarde, ketchup, bouillons cubes, viandox, sauce tomate ou au soja, sel de céleri, mélange d'épices.
• Les margarines. Tous les produits laitiers autres que ceux qui figurent dans la colonne « oui ». Notamment : toutes les préparations industrielles type desserts, flans, barres au chocolat, crè-</td></tr>
</table>

• **Tous les desserts « maison » entrant dans ce cadre**, car vous maîtrisez totalement leur fabrication : riz au lait, crèmes, glaces. • **Le thé, le café, l'eau, le vin, le cacao au lait** (à condition que ce soit du cacao pur au départ, pas une préparation cacaotée). • Tous les produits spécifiés « sans gluten » sur l'emballage. • Pour les enfants, les farines et desserts spécifiés « sans gluten » (bien lire les étiquettes).	mes, glaces industrielles… • **Toutes les confiseries** (y compris les chewing-gum, mais aussi nougats, dragées, guimauve, crème de marron, barres diverses, tous les bonbons, les pâtes de fruit). • **La vodka, la bière, le whisky, les alcools « compliqués »** (mélanges). Les boissons pour petit déjeuner à base de malt ou de cacao, la ricorée. • **Les farines infantiles classiques**, les desserts et **petit pots** « normaux » (non étiquetés « sans gluten »).

** Tous les aliments de cette colonne « NON » ne posent pas forcément un problème, mais comme vous ne savez pas comment ils ont été préparés, mieux vaut s'abstenir. Dans ce domaine, les surprises ne sont jamais bonnes.*

■ LES PÂTES *AL DENTE* SONT-ELLES DES ASSASSINS ?

Le mot est un peu fort. Mais à bien y réfléchir, peut-être même que vous trouverez des intolérants au gluten dans une salle encore plus petite que celle abritant nos cent personnes. Car la prévalence de ce trouble digestif est si élevée qu'elle pourrait, selon certains médecins, toucher pratiquement l'ensemble de la population, à des degrés toutefois très divers. Ainsi serions-nous tous plus ou moins compagnons d'infortune, avalant consciencieusement nos plat de pâtes « al dente » en imaginant faire du bien à notre corps et à nos papilles. Dans notre intimité digestive, panique : encore du blé ! La particularité de l'intestin intolérant, c'est qu'il ne possède pas les enzymes nécessaires à la digestion de cette protéine. D'où grave problème, car n'étant pas digéré, le gluten agresse violemment la muqueuse de l'organe, qui absorbe très mal les nutriments utiles (notamment le calcium et la vitamine D, mais en réalité la grande majorité des vitamines, minéraux et acides aminés). Par ailleurs, à l'inverse, la fameuse barrière intestinale – notre système immunitaire le plus vigilant et élaboré ! – étant malmené, il ne peut plus assurer sa tâche et laisse entrer dans le corps des toxiques.

Hélas, poser le diagnostic de la maladie cœliaque chez l'adulte est parfois long, car devant une fatigue ou des « plaques » sur la peau, on ne pense pas nécessairement aux délicieuses crêpes d'hier soir, ni aux tartines grâce auxquelles on démarre chaque matin. C'est pourtant arrivé à 60 000 Français environ, qui sont à ce jour étiquetés « intolérants au gluten », mais tant d'autres s'ignorent, et l'Hexagone pourrait compter jusqu'à 150 000 personnes atteintes ! Les médecins la dépistent au cours d'autres maladies, telles qu'un diabète, des aphtes à répétition, une stérilité, des troubles des règles, des migraines, des crises d'épilepsie, une fatigue inexpliquée, une arthrite chronique, un trouble de la thyroïde ou une maladie rénale. Même l'anémie inexpliquée peut mener le médecin à préciser ses investigations, car la maladie cœliaque empêche aussi l'absorption du fer !

■ POURQUOI MOI ?

Pourquoi vous ? Alors là, mystère. Les mécanismes de cette maladie sont loin d'être élucidés, mais sachez, si cela peut vous consoler, que vous êtes loin d'être seul dans votre cas. Ce qui semble admis, c'est que la maladie cœliaque est une maladie auto-immune, c'est-à-dire que votre corps s'agresse lui-même. Vous avez plus de risques d'être porteur de ce trouble si vous êtes diabétique insulinodépendant, trisomique ou porteur de dermatite herpétiforme (une maladie de peau associant vésicules et démangeaisons, corrélée dans 75 % des cas à l'intolérance au gluten). Et bien sûr, si l'un de vos parents est atteint, vos risques d'en souffrir aussi sont également augmentés.

Le test d'exclusion

Le seul et unique moyen de savoir si vous êtes intolérants au gluten, c'est d'exclure tout aliment pouvant en contenir pendant 4 ou 5 jours, ou alors de faire pratiquer le dosage de la peptidurie (voir p. 111).

Attention ! Le moindre gramme de farine saupoudré sur une plaque de cuisson, ou la plus petite miette de pain avalée compromet le test. Sur l'enfant, le résultat d'un tel test, simple à mettre en œuvre est spectaculaire : il recommence à sourire, se nourrit correctement, ses selles redeviennent ordinaires (le transit peut nécessiter quelques semaines pour redevenir vraiment normal), il reprend du poids. C'est la réparation des lésions intestinales les plus lentes : plusieurs années sont nécessaires pour que la muqueuse guérisse totalement. Lorsqu'on a trouvé le ou les aliments qui posent problème, il faut les supprimer totalement. Ce régime doit être poursuivi à vie. Chez l'adulte, les effets bénéfiques sont sans doute moins flagrants, mais extrêmement clairs : régularisation du transit, disparition de diverses douleurs, amélioration très nette de l'état de la peau et du système immunitaire... et mieux-être général, naturellement.

■ EXISTE-T-IL DES PRODUITS SANS GLUTEN ?

Oui. Certaines marques de produits sans gluten sont disponibles dans les boutiques spécialisées (notamment les magasins diététiques), et ils proposent des pains, biscuits et autres produits finis fabriqués avec d'autres céréales que les SABO. Nous saluons cette initiative, sans laquelle la vie quotidienne des intolérants au gluten serait plutôt fade...

Cependant, s'il est vrai que notre alimentation regorge de produits à base de blé, ce n'est pas le cas de tous les pays du monde, et il est tout à fait possible de vire « sans gluten ». C'est juste une question d'habitude... Rien ne vous empêche de savourer bien d'autres céréales sous diverses formes. En effet, presque toutes les recettes à base de céréales « interdites » (notamment le blé) peuvent être revues et corrigées en les remplaçant par des céréales permises, bien souvent plus recommandables d'un point de vue nutritionnel. Et puis vous avez droit à tous les fruits oléagineux ! À vous les orgies d'amandes, de noisettes, de noix de coco, de pignons ! En fait, dans votre malheur, vous avez une grande chance : celle d'être « forcé » de découvrir de nouvelles saveurs « oubliées », de tester des céréales dont vous n'aviez jamais entendu parler, de manger bio (c'est parmi les produits bio que vous trouverez le plus vaste choix), et pour finir de vous nourrir mieux qu'avant. Vive le quinoa, la farine de châtaigne, l'amarante, le soja, le riz ! Et votre grand-mère qui vous préparait affectueusement des potages au tapioca, de la crème de lentille ou des salades de haricots blancs était dans le vrai. Renouez avec les traditions familiales...

■ COMMENT ÊTRE SÛR QU'ON A UNE MALADIE CŒLIAQUE ?

Jusqu'à récemment il fallait faire une biopsie pour confirmer la maladie cœliaque. Cette méthode par voie endoscopique reste le diagnostic de certitude en montrant une lésion spécifique de l'intestin, selon les médecins conventionnels. Ceux qui pratiquent la méthode NAET (lire p. 111) estiment que la peptidurie est bien plus facile à réaliser et tout aussi efficace : c'est une simple analyse d'urine.

MON CONSEIL

Je propose ce protocole empirique et très efficace à tous les malades qui présentent des signes d'intolérance au gluten :

☞ De la glutamine, qui est la nourriture des cellules intestinales. Elle optimise la fabrication de la muqueuse intestinale et stimule le système immunitaire de l'intestin.

☞ De l'arginine, qui stimule la fabrication d'hormones propices à une bonne digestion (insuline, glucagon), le problème n° 1 des intolérants au gluten. L'arginine améliore aussi l'immunité intestinale et la souplesse de la muqueuse.

☞ Des FOS et probiotiques, qui modulent l'immunité, et accroissent la fabrication de butyrate (une substance naturellement fabriquée par le corps qui maintient l'intégrité de la flore intestinale).

☞ Du thé vert, dont les minéraux spécifiques (calcium, magnésium, potassium) et les flavonoïdes sont anti-allergie et anti-inflammatoires.

☞ Du zinc, indispensable à la bonne santé de l'immunité, ainsi qu'à la réparation et à la cicatrisation des tissus. Il joue lui aussi un rôle essentiel contre les allergies et pour conserver une muqueuse intestinale intègre.

☞ Des oméga-3 et 6, acides gras d'une importance capitale en cas d'allergie quelle qu'elle soit.

☞ Il existe deux spécialités de complément alimentaire (nouveautés) que je conseille vivement car apportant les bonnes « réponses » au problème de l'intolérance au gluten. Il s'agit d'*UltraClear* des laboratoires Bionutrics, et de *Perméaline IA* des laboratoires Pileje. Les dosages sont bien étudiés dans ces deux produits.

☞ Que vous souffriez d'une allergie ou d'une intolérance au gluten, surtout ne perdez pas espoir ! Dans tous les cas, même si cette supplémentation ne vous « guérit » pas totalement, elle améliorera vraiment votre santé.

ATTENTION DANGER !

300 à 400 bébés naissent chaque année porteurs de la maladie cœliaque. Tant qu'ils ne sont pas en contact avec le gluten, tout va bien, mais les premiers signes apparaissent dès l'introduction de cette protéine dans l'alimentation. C'est donc entre 6 mois et 2 ans que la majorité des petits malades sont diagnostiqués, car il est difficile de « passer à côté ». En effet, l'enfant souffre de diarrhées chroniques, de gros ventre et surtout d'une altération générale liée à une malnutrition (puisque son corps ne peut absorber les nutriments requis pour sa croissance). En l'absence de traitement adapté (suppression TOTALE de tout aliment contenant du gluten), la petite victime peut stopper sa croissance (mentale et physique) et risque même le nanisme.

LE DR SEIGNALET VOUS SIGNALE

Vous avez vraiment un problème qui vous handicape et dont vous ne parvenez pas à vous débarrasser. A la lecture de ces quelques pages sur l'intolérance alimentaire, vous commencez à soupçonner votre alimentation d'en être responsable. Si vous voulez vraiment entamer un régime alimentaire (à suivre à vie !) conçu pour les personnes dans votre cas, lisez les recommandations du Dr Seignalet.

Voilà bien longtemps qu'il prodigue ses conseils alimentaires qui peuvent paraître drastiques à première vue. En tout cas, ce ne sont pas ses patients qui vont s'en plaindre, puisqu'il réussit dans bien des cas à les libérer de maladies extrêmement pénibles et invalidantes, par la seule fourchette, sans médicament ! Ses taux de réussite, selon les dires de ce pionnier de la transplantation rénale, aux antipodes du scientifique farfelu, sont de « 85 % de guérison pour les maladies auto-immunes (l'organisme se retourne contre lui-même : maladie de Crohn, psoriasis, sclérose en plaques, lupus…), 92 % pour les maladies d'encrassage (fibromyalgie, arthrose, migraine, diabète type II, surpoids, tendinite, goutte…), 98 % pour celles d'élimination (cellulite, inflammation chronique, acné, eczéma, infections ORL répétitives…)». Comment est-ce possible ? Parce que le Dr Seignalet combat inlassablement les intolérances digestives, qui sont à l'origine – selon lui – d'un déséquilibre de la flore intestinale. Et donc transforment notre barrière intestinale en véritable passoire… Attention, ça « marche » à condition de respecter à la lettre les interdictions et de ne pas déraper. Que risquez-vous à essayer ?

Les grandes lignes

- *Le principe de base :* ***pas de céréales*** *et* ***pas de produis laitiers****.*
- *En revanche,* ***beaucoup d'aliments crus*** *et des corps gras à choisir avec attention.*
- *Mention spéciale pour la cuisson, qui ne doit jamais dépasser 110°C, quel que soit l'aliment concerné, et tout particulièrement ceux qui contiennent des graisses : poissons, viandes, huiles, noix, amandes… Donc vapeur douce, étouffée, wok rapide. Pas de grillades, pas de barbecue, pas de micro-ondes !*
- *En toile de fond : pas de recommandation en terme de quantité, seule la qualité des aliments compte. Si les aliments sont « bons », ils rassasient, et on se limite naturellement.*

ALIMENTS **OUI**	ALIMENTS **NON**
• La plupart des **protéines animales crues** : viandes, poissons, œufs, fruits de mer. La charcuterie crue (avec modération) ! Ou alors cuits modérément. • Le riz, le sarrasin, le sésame. • Les **graines germées** de légumineuses. • Les produits à base de **lait de soja** (tofu, yaourt, lait de soja…) • Tous les **légumes verts crus**. • Tous les **légumes frais** ou **secs**, à condition qu'ils soient cuits à la vapeur douce ou à l'étouffée. La température ne doit pas être élevée. • Tous les **fruits frais** et **secs** (mêmes remarques si vous tenez à les cuire). • La majorité des **produits non raffinés** (sucre, sel, huiles). • Toutes les **eaux** (y compris du robinet, minérales…), les boissons type café, thé, tisanes. • La plupart des **alcools** (en quantité raisonnable !) • Le miel, le pollen. • Le **chocolat noir** (en quantité raisonnable !)	• Les **laits animaux** (vache, chèvre…) y compris leurs produits dérivés (yaourts, fromages, beurre, crème, glaces). • La majorité des **céréales**, y compris complètes : blé, seigle, avoine, orge, maïs, épeautre. Et leurs **produits dérivés** : farine, pâtes, semoule, pizza, biscottes, biscuits, crêpes, gaufres… • Tous les **produits raffinés**, y compris le sucre et le sel blanc. • Les **confitures**. • Le **chocolat au lait** et le blanc. • La **bière**. • Les **conserves**. • Les **margarines et les huiles raffinées** (y compris comme ingrédients dans des produits préparés industriels). Lire les étiquettes.

MON CONSEIL

☞ *Entérogénic* (laboratoires Bionutrics), 2 le matin, 2 le soir hors repas. 90 capsules, 27 €.
☞ *Perméaline* (laboratoires Pileje) 1 dose en fin de dîner pendant 2 à 3 mois. 15 doses, 30 €.
☞ *Omega plus* (laboratoires Vit'all +) 1 comprimé matin et soir aux repas. 60 comprimés, 19 €.

9

Les intestins

Avoir de l'estomac, se faire de la bile, avoir des tripes… : les expressions populaires montrent à quel point digestion et émotions sont liées, pour le meilleur et, plus souvent, pour le pire. Mieux on comprend l'appareil digestif, mieux on gère son stress, et vice-versa. Mais il existe bien d'autres façons d'exprimer ce lien entre digestion et santé : quand l'appétit va tout va…
En poussant leurs recherches plus avant, les scientifiques aventuriers de l'intimité digestive ont découvert un vrai trésor : nous possédons tous un second cerveau, nommé « intestins » ! Et son fonctionnement harmonieux repose sur son écosystème interne, c'est-à-dire que la flore digestive détermine en grande partie notre santé globale ainsi que notre état d'esprit. Bien entendu, ce postulat est particulièrement vrai pour le bien-être local : transit correct, ventre plat, bonne assimilation des nutriments (vitamines, minéraux, protéines…), mais les répercussions à distance d'un déséquilibre sont impossibles à lister ! Citons pour exemples une peau terne ou spécial-mercerie (boutons), une humeur de dogue, une allergie au riz au lait ou une fatigue persistante.

DE L'ENTRÉE À LA SORTIE

On a longtemps assigné à l'intestin un simple rôle d'assimilation-digestion. Ce qui était déjà une lourde tâche ! Les scientifiques pensaient alors que sa seule action était la motricité : accueillir des aliments digérés pour en extraire, tout au long de son tube, les éléments nutritifs, tout en faisant progresser l'ensemble des « inutilisables » vers « la sortie ».
Mais des chercheurs fanatiques de notre « tuyauterie interne » se sont penchés sur notre intimité digestive, pour découvrir avec émerveillement que le tube digestif était ni plus ni moins qu'un deuxième cerveau ! En effet, il totalise autant de neurones que la moelle épinière, soit 100 milliards, et fabrique plus de 20 neuromédiateurs, dont la fameuse sérotonine, ou « substance du bonheur », objet de convoitise des antidépresseurs modernes. « En fait, précise le Dr Alain Cornic, la totalité du tissu nerveux intestinal et des substances à destination des neurones sont en communication permanente avec le cerveau par l'intermédiaire du nerf vague ». Mieux encore : sur 10 communications cerveau-intestin, 9 sont émises par le tube digestif ! Franchement extraverti, donc.

EST-CE QUE NOTRE INTESTIN EST BÊTE COMME NOS PIEDS ?

Déjà que nos pieds sont loin d'être bêtes, mais le compliment suprême serait de dire « intelligent comme des intestins ». Au point que « après avoir longtemps considéré le système digestif comme totalement soumis à la souffrance émotionnelle (j'ai peur d'aller à l'école donc j'ai mal au ventre), il est de plus en plus admis que de nombreuses douleurs digestives (colopathies, brûlures d'estomac, digestion difficile) perturbent gravement nos pensées, notre comportement et bien sûr notre humeur. Mieux vaut parler de troubles somatopsychiques plutôt que de maladies psychosomatiques ! » affirme le Dr Cornic.
Une certitude donc : un intestin qui souffre, c'est l'assurance de répercussions psychiques plus ou moins invalidantes. D'accord, mais de quoi

peut-il bien souffrir, le pauvre ? Pour mieux le servir, il faut s'intéresser un minimum à lui. C'est que notre système digestif n'est pas seulement l'organe où transite notre alimentation quotidienne. C'est aussi un véritable théâtre d'opérations qui permet à notre organisme :

- de se défendre contre des agressions extérieures ;
- d'assimiler les micronutriments indispensables à son bon fonctionnement ;
- d'éliminer les produits toxiques ;
- de participer à la fabrication de certains éléments vitaux.

■ POURQUOI DIT-ON « FLORE EN FORME, SANTÉ SANS BORNE » ?

Parce que tous les mécanismes essentiels que nous venons d'énumérer ne sont possibles que si l'écosystème intestinal fonctionne correctement. Cet environnement est constitué du système immunitaire intestinal (installé dans l'épaisseur du tube digestif), des muqueuses qui tapissent l'intérieur du tube et de la flore intestinale. « L'équilibre de ces trois éléments est essentiel », martèle le Dr Cornic. Or, un stress mal géré, une alimentation déséquilibrée ou mal tolérée, une infection digestive, une motricité ralentie ou encore certains médicaments peuvent gravement perturber ce courageux mais fragile écosystème.

En fait, c'est surtout sur la flore qu'il faut concentrer ses efforts, car tout dépend d'elle. Une flore intestinale en bonne santé prédispose à un état de santé général. Autrement dit : pas de santé globale sans un intestin en grande forme. Il existe de multiples preuves, publiées dans nombre de journaux scientifiques incontestés, pour préconiser l'emploi de probiotiques en prévention et en traitement de troubles intestinaux et vaginaux. Un seul exemple : les tests montrent que lorsque la flore intestinale est de bonne qualité, il faut 1 million de bactéries de la salmonelle pour causer la maladie. Si la flore est perturbée, il en faut seulement 10 !

Prenez une calculette

Nous sommes colonisés par les bactéries. Plutôt que de tenter (vainement) de les détruire en permanence, mieux vaut apprendre à cohabiter. D'autant que, comme vous pouvez le constater, elles ont l'avantage du nombre. Si on se concentre uniquement sur la microflore intestinale, cela nous donne :

- *500 espèces différentes ;*
- *50 % de la masse fécale (excréments) ;*
- *soit 2 kilos sur la balance !*

et pour comparer, nous hébergeons :

- *10 puissance 10 bactéries dans la bouche ;*
- *10 puissance 12 bactéries sur la peau ;*
- *10 puissance 13 cellules dans tout l'organisme ;*
- *10 puissance 14 bactéries dans l'intestin.*

■ LA FLORE INTESTINALE C'EST QUOI ?

Nos intestins ne sont pas stériles. Ils sont habités par 100 000 milliards de bactéries, c'est-à-dire 10 fois plus que de cellules dans tout l'organisme ! Ces bactéries sont en grande majorité « amies » : elles assurent la digestion dans le côlon des aliments non transformés dans l'intestin grêle ; elles dégradent une partie du cholestérol, réduisant son taux ; elles transforment certains médicaments afin de les rendre opérationnels (on compte sur une flore en bonne santé pour effectuer cette délicate opération) ; elles améliorent la digestibilité des protéines et du lait ; elles augmentent l'acidité de l'intestin, ce qui empêche la croissance de nombreux germes ; elles facilitent l'assimilation des vitamines et minéraux ; elles participent au renouvellement des cellules de l'intestin ; elles permettent la dégradation complète des aliments et l'élimination des déchets (vital, car sinon notre organisme s'intoxique) ; elles permettent d'activer les phyto-oestrogènes du traitement naturel lors de la ménopause (les échecs sont dus à une flore perturbée) ; elles protègent l'organisme des souches pathogènes en les empêchant de se fixer sur la muqueuse – c'est l'effet « barrière » – et elles soutiennent le système immunitaire et renforcent toutes les muqueuses. Indirectement, elles préviennent le cancer du côlon, qui reste l'un des cancers les plus répandus dans tous les pays industrialisés ! Disposer d'une bonne flore réduit ce risque de diverses manières : la paroi cellulaire des bactéries lactiques absorbe les substances cancérigènes produites lors de la cuisson à haute température ; cette même paroi active les globules blancs qui « avalent » les cellules cancéreuses.

Une combustion au gaz

Ce sont nos bactéries qui fabriquent les gaz engendrant divers types d'inconfort. C'est le résultat de leur activité, exactement comme une voiture produit des gaz d'échappement. Mais nous ne sommes pas tout blancs dans cette histoire, car si certains d'entre eux sont inodores (oxygène, azote, hydrogène, oxyde de carbone, méthane), d'autres se font nettement plus remarquer (ammoniac, scatol, hydrogène sulfuré). Or, ces derniers sont surtout générés par une mauvaise digestion des protéines animales, ou des aliments riches en soufre (œufs, fromage, choux, oignons), ou encore des produits laitiers.

■ AGITATEURS PROFESSIONNELS

Un déséquilibre de la flore perturbe tout l'écosystème intestinal, et finalement le corps tout entier. Comme dans tout groupe, il existe des leaders, des suiveurs et des agitateurs. Parmi nos bactéries intestinales, il existe des souches dominantes, les chefs : ce sont elles qui assimilent les nutriments, participent à la fabrication de la vitamine K et de certaines vitamines B, et qui jouent un rôle immunitaire majeur. Les sous-dominantes assurent le fameux effet barrière ; grâce à elles, il n'y a pas de « chaise libre » sur laquelle pourraient s'installer des bactéries « ennemies ». Enfin, certains groupuscules tentent d'agiter le tout, comme des salmonelles ou des candida. Si l'équilibre est bon, ces groupuscules ne sont pas gênants. Mais dès lors qu'un déséquilibre, même minime, permet une faille, la perméabilité intestinale apparaît. Et l'intestin devient « ouvert » à tout type d'étranger, fabrique et assimile moins bien les vitamines, ingère moins de minéraux, devient « poreux » à des débris microbiens ou à des protéines, etc. Les médecins parlent alors de « dysmicrobisme », une véritable « maladie » de l'écosystème intestinal. On s'en doute, les « signes » de cette maladie ne sont pas forcément clairement identifiés par la médecine moderne. Hélas, le diagnostic étant imprécis, le traitement l'est tout autant : l'immense majorité de ces patients prennent deux types de médicaments, l'un contre les troubles digestifs (antidiarrhéique ou anticonstipation), l'autre à visée « psy » (tranquillisants, antidépresseurs...) Les résultats sont naturellement médiocres voire nuls, et temporaires ; ils risquent en outre de créer un véritable cercle vicieux, notamment une maladie des laxatifs (lire p. 67).

■ RÉSUMÉ : CAUSES ET CONSÉQUENCES D'UN DÉSÉQUILIBRE

Causes :

- un changement d'alimentation ;
- le stress ;
- la prise d'antibiotiques ;
- les allergies ou hypersensibilités alimentaires ;
- les déficits immunitaires ;
- les maladies métaboliques sévères.

Conséquences :

- agression de la muqueuse de l'intestin grêle ;
- augmentation de sa perméabilité ;
- le grêle, devenu « poreux », laisse passer des substances indésirables dans l'organisme ;
- paradoxalement, il empêche l'assimilation des nutriments bénéfiques (vitamines...) ;
- l'organisme essaie d'évacuer les « intrus » par le biais de voies d'élimination diverses : boutons, infections chroniques ORL, diarrhées ;
- il n'y parvient pas forcément, et peut se laisser « encrasser » : douleurs aux articulations, aux muscles, migraines...

Même si le foie est reconnu de longue date comme la manufacture métabolique la plus active du corps (une sorte d'usine où tout se crée, se perd et se transforme), les scientifiques pensent aujourd'hui que l'activité métabolique des bactéries intestinales est potentiellement équivalente. C'est pourquoi certains d'entre eux ont tendance à considérer cette flore comme un véritable organe à part entière !

■ QUEL RAPPORT ENTRE LE STRESS ET MA FLORE ?

Le stress affecte notre corps tout entier. Quand on est stressé, on produit des sécrétions digestives plus acides, et les mouvements de notre intestin ralentissent. Ce qui ne plaît pas du tout à nos bactéries protectrices (notamment les lactobacillus et les bifidus). Les conditions de vie deviennent alors propices aux bactéries ennemies et aux parasites.

■ SI MA FLORE SE DÉRÈGLE, QU'EST-CE QUE JE RISQUE ?

La fatigue peut s'installer, ou une diarrhée chronique, ou l'inverse. Ou encore les tendinites et douleurs musculaires révélatrices d'une incapacité de l'organisme à éliminer des « poisons » qu'il dépose alors où il peut (en l'occurrence dans les tendons ou dans les muscles). À moins qu'il essaie de s'en débarrasser par la peau (acné, eczéma…)
Bref : les manifestations d'une flore déséquilibrée peuvent prendre mille visages, dont l'un des plus courants est sans doute la tristement célèbre mycose vaginale, presque incontournable à la suite d'un traitement antibiotique. C'est que ces médicaments tuent tout sur leur passage : germes « amis » et « ennemis », et qu'après ce génocide au bazooka, les « ennemies » sont les premières à se réapproprier le terrain. Mais songez-y également devant toute maladie qui traîne et ne guérit pas malgré des soins adaptés. Pas facile de savoir si « ça vient des intestins » : il n'existe aucun examen ou test pour cela, en dehors du traditionnel examen de la langue qui peut renseigner certains praticiens expérimentés. La réponse à tous ces désordres tient en un mot : probiotiques.

■ QUE FAIRE POUR RÉTABLIR UNE FLORE INTESTINALE DÉSÉQUILIBRÉE ?

Si l'antibiotique est « contre la vie », c'est exactement l'inverse du probiotique, qui signifie « pour la vie », justement requis pour remettre notre industrieuse flore à flots. Les probiotiques, donc, sont des bactéries « amies » qui viennent soutenir les nôtres, et que l'on trouve dans certains aliments (yaourts, choucroute), mais surtout dans des compléments alimentaires si l'on veut atteindre un quota suffisant. Leur mission ? Aider à digérer les aliments et à fabriquer les vitamines, augmenter l'assimilation des minéraux, repousser les germes néfastes, renforcer l'immunité, améliorer les fonctions digestives (notamment après un traitement antibiotique). Les compléments alimentaires se présentent sous forme de comprimés, de petits flacons ou de sachets de poudre à diluer dans l'eau. Ils ensemencent l'intestin dès la première prise, mais il faut les prendre sous forme de cure pour une efficacité durable. Ce qui ne doit pas vous empêcher de prendre soin de vos intestins tout au long de l'année en leur apportant plein de bonnes choses, comme par exemple les végétaux et les céréales complètes dont il raffole, tout en limitant les aliments perturbateurs tels que les produits laitiers.

Prébiotiques, probiotiques, symbiotiques…

*Les **probiotiques** sont des micro-organismes vivants apportés en nombre suffisant et capables d'avoir des effets bénéfiques sur l'organisme par le biais du système digestif. Ce sont des bactéries « amies ». Les **prébiotiques** sont des ingrédients dont la propriété est d'accroître la croissance et l'activité des probiotiques associés. Ce sont parfois des supports tels que les fibres prébiotiques d'acacia. L'association des deux s'appelle **symbiotique**.*

LES 6 IMPÉRATIFS DES COMPLÉMENTS ALIMENTAIRES PROBIOTIQUES

Il existe des dizaines de familles de probiotiques, et les scientifiques ont établi 6 critères auxquels doivent répondre ceux qui nous portent secours.

1. Ils doivent résister à l'acidité extrême de l'estomac, car s'ils sont détruits à ce stade, quel intérêt ?
2. Ils doivent adhérer à la muqueuse intestinale pour constituer une « barrière » contre les agressions extérieures.
3. Ils doivent présenter une concentration au moins égale à 3 milliards de lactobactéries vivantes et stables par gramme de produit.
4. Ils doivent produire des substances anti-microbiennes.
5. Ils doivent être parfaitement tolérés par l'organisme.
6. Ils doivent rester vivants et stables dans le temps.

Ce qui n'est pas le cas de bien des produits proposés sur le marché...

LES YAOURTS CONTIENNENT-ILS DES PROBIOTIQUES ?

Oui. Mais s'ils sont intéressants au quotidien, et uniquement chez les personnes qui tolèrent bien le lait, la concentration en ferments est insuffisante pour atteindre les mêmes résultats qu'une supplémentation. Le yaourt doit théoriquement contenir 10^7 de *Lactobacillus bulgaricus* et *Streptococcus thermophilus* par gramme, à la date de péremption. Ces deux types de bactéries permettent à la fois de bien fermenter le lait, et d'être agréables au goût. Dès lors qu'il contient d'autres bactéries, il n'a plus droit à l'appellation de yaourt, mais à celle de « produit laitier fermenté ». Certains d'entre eux ont des qualités probiotiques intéressantes, d'autres sont très insuffisantes. Dans tous les cas, il est nécessaire de renouveler la consommation chaque jour.

■ LES PROBIOTIQUES EN COMPLÉMENTS ALIMENTAIRES SONT-ILS PLUS CONCENTRÉS ?

Oui. En dehors de leur efficacité évidente sur les troubles fonctionnels intestinaux courants – diarrhées, constipation, ballonnements... – ainsi que sur leurs effets « secondaires » (acné, douleurs articulaires et musculaires...) – ils rendent des services aussi ponctuels qu'appréciables. Ainsi, ils préviennent ou raccourcissent la durée des gastro-entérites, protègent des mycoses dues à la prise d'antibiotiques ainsi que la *turista* du voyageur. Ils présentent un intérêt en cas d'ulcère de l'estomac (infection à *Helicobacter pylori*). Mais leur responsabilité dépasse encore largement ce cadre, puisque les chercheurs découvrent en ce moment que les probiotiques jouent un rôle dans la modulation de certains cancers, les premiers étudiés étant ceux du côlon et de la vessie. Ce qui est logique ! Naturellement, les probiotiques sont également des « médicaments » de choix, indispensables en cas de maladie inflammatoire de l'intestin (Crohn, rectocolite hémorragique).

Mangez des FOS !

Les FOS sont parmi les prébiotiques les plus appréciés par nos intestins. Si certains industriels ont pu intégrer dans du sucre ou du lait (les deux aliments les moins recommandables !) ces prébiotiques précieux, mieux vaut mille fois les trouver dans les végétaux suivants :

Ail	*Oignon*
Artichaut	*Orge*
Asperge	*Poireau*
Banane	*Pissenlit*
Bardane	*Salsifis*
Chicorée	*Seigle*
Ciboulette	*Soja*
Échalote	*Tomate*
Froment	*Topinambour*

■ POURQUOI CETTE SOUFFRANCE DU VENTRE NE FAIT-ELLE PAS FORCÉMENT MAL ?

La croyance douleur = lésion est bien implantée dans notre inconscient, mais c'est une erreur.

On connaît des cancers qui évoluent sans qu'on le sache (d'où l'importance des dépistages). À l'inverse, on peut avoir (très) mal sans qu'un organe ne soit atteint. C'est le cas de la migraine. Le cerveau n'est pas touché, c'est juste un trouble de circulation dans une artère : tout redevient normal après la crise. Pour le ventre, c'est la même chose : l'intestin peut fort bien souffrir sans provoquer de douleur, et envoyer des signaux de détresse aux quatre coins du corps... audibles pour qui sait les entendre.

Ce qu'il faut retenir

PRINCIPAUX AGRESSEURS INTESTINAUX :

- *le stress ;*
- *l'alcool ;*
- *les médicaments anti-inflammatoires ;*
- *la pilule ;*
- *les antibiotiques.*

MESURES THÉRAPEUTIQUES POUR PROTÉGER SES INTESTINS :

- *les traitements médicaux doivent être courts ;*
- *il faut alterner les traitements, et leur associer tous les traitements naturels protecteurs ;*
- *réensemencer inlassablement la flore (compenser les traitements anti-levures et anti-amibes).*

MESURES NUTRITIONNELLES :

- *supprimer les sucres rapides et les laitages ;*
- *éviter l'excès de sucres lents ;*
- *ne pas faire l'impasse sur les graisses.*

■ À QUI SONT-ILS CONSEILLÉS ?

Évidemment à toutes les personnes qui se retrouvent dans les descriptions ci-dessus, mais les bien-portants en ont également grande utilité, aussi curieux que cela puisse paraître. Car comme les probiotiques augmentent l'immunité et régulent indirectement divers troubles, on se sent toujours mieux avec que sans. C'est sans aucun doute pourquoi certains laits infantiles sont supplémentés en (pré ou) probiotiques, car ils se rapprochent alors du lait maternel : on sait qu'ils préviennent les diarrhées et la dermatite atopique du nourrisson, car ils colonisent l'intestin des bébés, mettant ainsi en place leur flore digestive pour toute leur vie.

MES CONSEILS

À la suite d'un traitement antibiotique, ou d'un traitement médical agressif pour le tube digestif, ou pour remettre une flore sur pied, une cure est indispensable. La prise de yaourts s'avère notoirement insuffisante. Nous vous conseillons les quelques produits suivants, mais la liste n'est pas exhaustive et d'autres probiotiques peuvent évidemment s'avérer efficaces.

☞ LA référence en la matière : le *Lactibiane* (Pileje) contient 4 souches (*lactobacillus acidophilus, bifidobacterium bifidum, lactococcus lactis, streptococcus thermophilus*). 4 à 20 milliards de ferments selon le dosage choisi. Il existe à 1g/sachet pour les bébés (en cas de selles molles) 2,5 ou 5 g. Les sachets de 5 g sont conseillés en cas de diarrhée chronique. 30 sachets de 2,5 g, 30 €.

☞ Il existe aussi une version *Lactibiane Voyage* (Pileje), qui comprend les souches les plus souvent rencontrées dans le monde pour protéger le voyageur de la « turista » *(Lactobacillus acidophilus, Lactobacillus paracesei, Lactobacoccus lactis)*. Chaque sachet contient 20 milliards de ferments ! 8 sachets, 15 €.

☞ *Acidophilus + bifidus* (Vitall+) : 25 millions de chaque par comprimé.

☞ *Acidophilus* (Solgar), 60 millions de bactéries par comprimé + pectine d'agrumes, pour les enfants.

☞ *Entérogénic Concentrate* (Bionutrics) 90 capsules, 27 € (3 milliards de ferments dans 2 capsules).

☞ La levure de bière (toutes marques) assainit pour sa part la flore intestinale, et s'avère surtout intéressante pour une complémentation vraiment naturelle en vitamines B. Parce que pour ce qui est de restaurer la flore, la levure de bière ne peut rivaliser avec les probiotiques, étant donné qu'elle ne contient qu'une seule souche bactérienne. De plus, méfiance : les aliments contenant de la levure sont déconseillés pendant une mycose (vaginale ou intestinale) ; pensez-y lorsque vous faites vos courses, et oubliez la bière, les fruits secs, le pain, la pâtisserie dès lors qu'il y a de la levure.
Ce qui n'est pas le cas des probiotiques, au contraire !

Tous ces produits doivent être pris à distance des repas (s'ils séjournent trop longtemps dans l'estomac, ils risquent d'être tués par son acidité). Ils doivent être conservés au frais après ouverture.

■ J'AI ENTENDU PARLER DE CANDIDOSE, C'EST QUOI ?

On parle de déséquilibre de la flore intestinale lorsqu'une souche bactérienne prend le dessus sur d'autres souches qui devraient rester « leaders ». C'est le cas lors d'une candidose : le *candida* se développe de façon anarchique. La candidose est extraordinairement fréquente et tout aussi extraordinairement méconnue. Certaines femmes connaissent bien l'un de ses multiples visages, plus communément appelé « mycose vaginale ». En effet, les cas de mycose sont souvent à imputer au champignon *Candida albicans*, provoquant des démangeaisons de la région génitale. Mais lorsqu'il colonise l'intestin, à la faveur d'un déséquilibre de la flore (par exemple lors de la prise d'antibiotiques), il ne démange pas... Et c'est ainsi que l'on peut être porteur d'une candidose chronique, intestinale, incroyablement méconnue en France alors que nos amis belges ou suisses connaissent par cœur ce diagnostic !

■ COMMENT SAIT-ON QU'ON EST PORTEUR D'UNE CANDIDOSE ?

C'est peut-être le cas si vous souffrez de :

- troubles intestinaux divers (gaz, crampes intestinales, perturbations du transit) ;
- déficiences nutritionnelles (carences en vitamines, minéraux, acides gras...) ;
- fringales de sucre ;
- infections génitales ou urinaires répétitives (cystites, mycoses...) ;
- troubles de la concentration, vertiges, impression de ne pouvoir fixer votre attention ;
- spasmophilie ;
- déprime voire dépression ;
- troubles du sommeil ;
- allergies (de la peau, respiratoire, digestive) ;
- maux de tête, humeur changeante (pour ne pas dire exécrable) ;
- libido en nette baisse, voire troubles sexuels ;
- syndrome prémenstruel ;
- douleurs articulaires ;
- fatigue, fatigue... grosse fatigue.

Certains facteurs prédisposent à la candidose. Si en plus des symptômes décrits ci-dessus vous avez eu une grossesse (ou plusieurs), si vous prenez la pilule, si vous avez du diabète, si vous prenez ou avez pris des corticoïdes ou des antibiotiques (surtout tétracycline et pénicilline), si vous avez souffert de maladies longues ou de cancer, si vous mangez beaucoup de sucre (y compris de fruits), les risques s'élèvent.

Guerre écologique

Il existe environ 80 souches de candida, la plus répandue étant le Candida albicans. *Cette levure habite paisiblement notre corps, aussi bien sur la peau que dans la bouche, les intestins ou le vagin. En temps normal, on peut dire qu'il n'a pas vraiment une place au soleil : ses mètres carrés sont restreints, il ne pose aucun problème. Un genre de locataire qui payerait correctement son loyer et ne serait pas bruyant. Mais heureusement que nos bactéries amies veillent au grain, car sous ses aspects débonnaires, le* Candida a. *ne demande qu'à coloniser l'ensemble de la bouche (muguet), du vagin (mycose), de la peau (taches) ou de l'intestin (candidose). Ce qu'il fait dès qu'un traitement antibiotique décime toutes les bactéries « gentilles ». Tous les médecins sont d'accord : c'est là le point de départ de la majorité des candidoses. Et ensuite ? Le problème, c'est que lors d'un tel traitement, les bactéries fragiles (et bonnes) sont décimées, tandis que les résistantes (et mauvaises) sont peu affectées. Comme dans l'intestin, les places sont chères, dès qu'une bonne bactérie est tuée, une « mauvaise » prend sa place. On a longtemps cru qu'après un traitement antibiotique, il suffisait d'attendre quelque temps pour que la flore intestinale retrouve son équilibre d'avant. Apparemment, ce n'est pas le cas, ou en tout cas pas toujours. Et le candida se développe, se développe, se développe… Comme ses ambitions sont démesurées, il essaie de s'approprier notre corps tout entier. Dans le cas de certaines maladies graves (Sida), il y parvient, et l'issue est fatale. En ce qui nous concerne aujourd'hui, la candidose n'est pas si grave, mais suffisamment pour nous détraquer durablement, corps et âme. Le* Candida albicans *se développe partout, y compris dans les hôpitaux, au point qu'il y est devenu la 4*^{e} *cause majeure d'infection dite opportuniste (attrapée sur place), et qu'il est considéré comme le champignon pathogène le plus répandu chez l'être humain. Une vraie guerre écologique qui n'a qu'une seule issue possible : le rétablissement des forces de paix.*

■ C'EST L'HISTOIRE D'AMÉLIE

Lorsque Amélie, 43 ans, me parle de sa énième mycose vaginale, je me dis qu'elle a le profil-type de la porteuse de candidose. Elle est de passage à Paris, regrette de n'avoir pas d'ordonnance sur elle, mais affirme être une « habituée » des traitements antimycose. Elle me demande de lui fournir un médicament « comme celui qu'elle prend plusieurs fois par an ». En dialoguant avec elle, j'apprends que depuis qu'elle a pris des antibiotiques contre son acné, il y a 15 ans maintenant, elle cumule mycoses vaginales et des ongles (orteil), elle souffre de syndrome prémenstruel et surtout, passe d'une allergie à l'autre. Elle a trop souvent des petits maux de ventre, mais « c'est si fréquent qu'elle ne s'en préoccupe plus » et elle aimerait bien faire cesser ses fringales pour le sucre, « ne serait-ce que pour perdre quelques kilos ». Je l'envoie consulter un médecin compétent en flore intestinale, car je soupçonne chez elle une candidose. Effectivement, le diagnostic se confirme. Amélie repart avec des conseils alimentaires stricts à appliquer au moins pendant la durée du traitement anti-candida (et de préférence par la suite, pour éviter une rechute), et des produits pour éliminer l'intrus. Elle nous rappelle de son village du Sud quelques semaines plus tard : « tout va tellement mieux, je ne m'en rendais pas compte, mais en plus j'étais aussi fatiguée en permanence : maintenant, quelle énergie ! Une peau sans plaques ni boutons, un moral en nette hausse, et pas de mycose en tout cas pour le moment ». Des Amélie, nous en recevons chaque jour au comptoir. C'est tellement dommage de voir des patients traîner leurs troubles pendant des années, prendre des médicaments symptomatiques contre chacune des manifestations secondaires (avec les effets nocifs que cela suppose, et naturellement, l'inefficacité au bout du traitement), alors qu'il faut s'en prendre au champignon colonisateur.

■ DE QUOI LE CANDIDA A-T-IL BESOIN POUR SE DÉVELOPPER ?

D'antibiotiques et de sucre principalement. Le stress, la fatigue et une infection peuvent lui rendre service également... Comme tout être vivant sur cette planète, dès lors que les conditions sont réunies pour sa survie et sa reproduction, le candida... survit et se reproduit. Si vous souffrez d'une crise de muguet dans la bouche ou d'une mycose vaginale dans votre vie, c'est normal : un déséquilibre a dû survenir, mais vous « matez » les ardeurs du candida et oubliez l'incident. En revanche, si les épisodes se répètent et/ou s'additionnent à d'autres symptômes (voir plus bas), peut-être votre problème est-il plus préoccupant : le muguet ou la mycose peuvent être alors la partie émergeante de l'iceberg, et ce n'est pas en traitant localement que vous arriverez à quelque chose. D'où le problème bien connu des femmes, qui se traînent d'une mycose à une autre, désespérées, totalement imperméables aux traitements locaux (le candida s'est habitué depuis belle lurette ! Il fait de la résistance, exactement comme les microbes résistants aux antibiotiques), et elles ne savent plus quoi faire. Il est indispensable de traiter la candidose interne, évidemment. Il faut traquer la levure dans sa « maison ». D'autant que tant qu'on ne traite pas, c'est un cercle vicieux qui ne peut que s'aggraver.

■ POURQUOI EST-CE UN CERCLE VICIEUX ?

Pour résumer : vous prenez des antibiotiques. Ils détruisent les bactéries qui régulent la flore intestinale (c'est leur travail : tout détruire sur leur passage). Les candida prolifèrent car ils sont plus « rapides » à recoloniser les places vacantes. Pour pouvoir se développer, ils fabriquent des toxines qui rendent leur environnement encore plus propice à leur développement (c'est ce que font tous les microbes). Ces toxines affaiblissent notre propre système immunitaire. On est plus susceptible d'attraper une infection... retour à la case départ « antibiotiques ».

QUE PEUT-ON CRAINDRE LORSQU'ON A UNE CANDIDOSE ?

Le candida affaiblit notre système immunitaire, donc on peut craindre une multiplication d'infections diverses, de troubles ORL, de mycoses… On « attrape » tout ce qui passe.
Le candida « mange » certains nutriments à notre place, afin de croître et de multiplier… On risque donc des déficiences nutritionnelles, qui elles-mêmes vont nous affaiblir, etc.
Le candida s'infiltre partout, forant de minuscules trous dans notre barrière intestinale. Ainsi, de petits résidus d'aliments ou de toxiques divers se retrouvent dans le sang alors qu'ils devraient rester dans le tunnel intestinal jusqu'à la « sortie »… On souffre de réactions allergiques, de douleurs diverses (le corps dépose ses encombrants où il peut, souvent dans des endroits où il trouve de la place, tels que les articulations. Le candida se « balade » partout dans le corps si on lui en donne la possibilité, il peut ainsi se rendre responsable d'une multitude de symptômes apparemment sans rapport (voir « J'ai entendu parler de candidose, c'est quoi ? », p. 143).

Antibiotiques : quel est le problème ?

Tout se passe dans l'intestin grêle. Là, les bactéries dominantes, « amies », s'appellent lactobacilles casei *et* lactobacillus acidophilus. *En temps normal, elles règnent en maître sur tout leur petit monde. En cas de traitement antibiotique, le génocide est terrible : toutes les bactéries sont décimées, les gentilles comme les méchantes. Mais juste à côté, dans le gros intestin, le réservoir à bactéries est si immense que ses hôtes sont fort peu sensibles aux antibiotiques. La « niche » de l'intestin grêle leur tend les bras : elle est vide, et la nature ayant horreur du vide, les bactéries du gros intestin se précipitent pour coloniser la place. Hélas, l'environnement de l'intestin grêle, modifié par les médicaments, est devenu un terrain favorable à la croissance de micro-organismes nocifs, tels que le streptocoque des selles, le candi-*

da, etc. Et le pire c'est que ces malfaiteurs s'associent entre eux. Ainsi, le streptocoque des selles expulse-t-il les bactéries qui pourraient neutraliser le candida !
Or, comme dans toute guerre, l'ennemi qui prend la place pille et colonise au sens propre. Il s'approprie la nourriture qui normalement nous revient : il faut bien qu'il vive et se reproduise. Puisque nous parlons du candida, rappelons que ce bandit de grand chemin capte nos sucres alimentaires et, en bonne levure, fermente le tout pour créer d'une part de l'alcool, d'autre part des gaz, qui nous mènent droit aux ballonnement, rots, vents et autres gargouillis.
Antibiotiques + pilule + alimentation riche en sucre = terreau exceptionnel pour l'explosion du candida.

■ QUELLES SONT LES QUESTIONS QU'IL FAUT SE POSER ?

Les mêmes que celles que vous posera le praticien que vous devrez consulter, si vos soupçons se confirment.

- Avez-vous pris des antibiotiques pendant plus d'un mois d'affilée, ou plusieurs fois dans une seule année ?
- Si « oui », avez-vous arrêté votre traitement avant la fin de la prescription, parce que vous vous sentiez « mieux » ?
- Avez-vous pris des médicaments qui supprimaient vos réactions immunitaires (anti-allergiques par exemple) ?
- Avez-vous eu plusieurs fois du muguet dans la bouche ?
- Avez-vous souffert d'infections dues à des champignons (mycoses des pieds, champignons sur la peau, les ongles…) ?
- Êtes-vous sujet aux allergies ? Notamment, êtes-vous particulièrement sensible aux levures, moisissures, champignons ?
- Souffrez-vous d'intolérances alimentaires ?
- Trouvez-vous certaines odeurs insupportables (insecticides, produits chimiques divers, parfums, fumée de cigarette…) ?
- Avez-vous déjà pris des stéroïdes (hormones mâles) ?

- Êtes-vous sujet à des fringales, notamment de sucre, de pâtes, de pain, d'alcool ?
- Tous ces symptômes s'aggravent-ils lorsque le temps est chaud et humide ?
- Tous ces symptômes s'aggravent-ils lorsque vous vous trouvez dans une atmosphère humide et/ou un lieu sentant la moisissure ?
- Vous plaignez-vous régulièrement de :
  - fatigue ;
  - déprime/dépression ;
  - maux de tête ;
  - troubles visuels ;
  - infections ORL (surtout aux oreilles) fréquentes ;
  - sensation étrange de « flotter » dans l'espace, impression « d'irréalité » ;
  - problèmes sexuels (impuissance, frigidité, manque de désir) ;
  - troubles digestifs (brûlures d'estomac, indigestion, constipation, diarrhées, ballonnements, inconforts, douleurs) ;
  - douleurs diverses sans raison apparente (articulations et muscles notamment).
- Pour les femmes :
  - prenez-vous la pilule ?
  - souffrez-vous de syndrome prémenstruel ?
  - avez-vous régulièrement des mycoses ?

On peut très bien répondre « oui » ou « non » à certaines de ces questions en l'absence de candidose. C'est lorsque les « oui » s'accumulent (surtout en ce qui concerne les antibiotiques et le sucre) que l'on peut commencer à soupçonner le coupable.

■ FAUT-IL ÉRADIQUER LES CANDIDA ?

Non ! De toutes façons vous n'y arriveriez pas ! C'est exactement comme si vous vous demandiez comment tuer des mouches autour d'une poubelle, sans penser à jeter cette poubelle. Là, sans le vouloir, vous avez créé toutes les conditions pour que le candida se développe, il ne sert à rien de le « tuer » : si les conditions perdurent, il se multipliera à nouveau. Les femmes qui additionnent les mycoses le savent bien !

Bons gestes

- ➔ *Attention aux antibiotiques ! S'ils ont évidemment leur intérêt, ils ne doivent pas être employés à tort et à travers. Si vous souffrez d'infections à répétition, traitez le terrain pour éviter de tomber malade !*
- ➔ *Attention à la propreté de votre environnement (travail, maison) : chassez les moisissures. Endroits humides et sombres, vieux livres, nids à poussière, matelas, literies, sous-sols humides, plantes (pots de fleurs), compost, cuisine moyennement propre… Inutile de devenir acharné, vous ne les éliminerez pas toutes.*
- ➔ *Prenez votre stress en main : le candida s'en nourrit aussi.*

ALIMENTS **OUI**	ALIMENTS **NON**
• L'**ail** est un antifongique extrêmement puissant : il lutte contre tous les champignons, y compris le rebelle candida. • Les **sucres** qui ne posent pas de problème, à condition d'en manger peu et de les tolérer : céréales complètes (sans gluten), farines complètes, riz complet, millet, quinoa, sarrasin… • Les **légumes frais** (évitez les cuissons agressives, préférez le cru ou le cuit vapeur). Il est très important d'en consommer suffisamment, car ils sont, entre autres, riches en vitamine C, indispensable pour soutenir le système immunitaire et lutter contre les champignons. • **Fèves et légumes à gousses** (frais ! pas en conserves !) • **Légumes secs** (lentilles, haricots…), presque tous les végétaux (y compris cœurs de palmier, bambous, pois chiches, pois cassés…) • Le **chocolat noir** (avec le moins de sucre possible).	• **Sucre**, cassonade, sirop d'érable, glucose, miel, corn-flakes, blé soufflé au miel, riz soufflé au chocolat, autres céréales du matin très sucrées, confitures, gelées, glaces, Coca, sodas, jus de fruit, sirops, bonbons, chocolat blanc et au lait. • **Baguette, pain dit « complet »** (mais blanc). Le pain est vraiment à éliminer car non seulement il contient du gluten, mais en plus il est fabriqué grâce à de la levure. Préférez les alternatives, sans levure (type pain au bicarbonate, pain à la farine d'épeautre, un blé ancien mieux toléré). • Tous les **produits à base de blé**. Attention, il y en a partout ou presque ! On en trouve sous une forme ou une autre jusque sur les poissons (panés !) ou dans les plats de légumes… • Attention aux pommes de terre, au maïs ainsi qu'à tous les **légumes abîmés** pour les mêmes raisons (moisissures). • Pâtes à cuisson rapide, pizza, frites, purée en flocons, pommes de terre cuisinées, quiches, feuilletés, semoule, couscous… • Brioches, **viennoiseries**, biscuits à la farine blanche et au sucre. • Mieux vaut éviter temporairement mais pas totalement les **carottes** et les

• Rayon **produits laitiers**, d'accord pour le **yaourt** et le **fromage blanc** SI VOUS LES TOLÉREZ. • L'**huile d'olive** contient un acide (oléique) qui s'oppose à la transformation du candida de « levure » à champignon. À condition d'être de très bonne qualité, pressée à froid, extra vierge.	fruits – surtout **agrumes** : orange, citron… – eux aussi riches en sucres. Les jus de fruit, c'est pire ! • Les **fruits séchés** contiennent souvent des sucres ajoutés et peuvent être le siège de moisissures. • Attention aux **noix**, souvent le siège de moisissures. Pour les mêmes raisons, attention à l'huile de noix. • Tous les **aliments riches en moisissures et levures** : pain, fromage, alcool (vin, bière, cidre), fruits secs, champignons crus, vinaigre, melon, fromages bleus, olives noires, arachi- • **Viandes, poissons** et œufs issus d'élevage de batterie : résidus d'antibiotiques et autres produits chimiques. • Tous les aliments auxquels vous vous savez intolérant ou allergique. Attention notamment au gluten et aux produits laitiers, pour des raisons différentes.

■ EST-CE QUE CHANGER SIMPLEMENT D'ALIMENTATION PEUT SUFFIRE ?

Non ! Attention ! Venir à bout d'une candidose requiert impérativement de se conformer à une prescription médicale, et il est extrêmement important d'attaquer le parasite sur tous les fronts en même temps. Il est nécessaire de changer d'alimentation + de créer des conditions néfastes à la croissance du candida + de prendre des probiotiques sous forme de suppléments alimentaires pour réensemencer la flore + de réparer la barrière intestinale agressée. Qu'une seule arme manque à cet arsenal thérapeutique et c'est la rechute assurée, avec un candida qui reviendra plus fort qu'avant.

C'est vrai, c'est contraignant, mais la guérison n'arrivera qu'à ce prix. Partez du principe que vos restrictions alimentaires vont durer entre 6 et 24 mois (selon votre « réponse » au traitement). Ensuite, vous pourrez revenir à une alimentation « normale ». Cependant, gardez en tête qu'il ne faut pas recréer les conditions de vie propices au candida.

Vous allez voir qu'une nouvelle vie va commencer, ni triste ni sans saveurs, au contraire : vous allez redécouvrir les légumes frais, les préparations simples et saines, des céréales jusque-là inconnues de vous... Quelle aventure !

Concernant la prise de probiotiques, les résultats peuvent être spectaculaires, même en l'absence de changements diététiques ! Ce qui serait une erreur à long terme, vous l'avez compris.

Des chercheurs ont montré qu'une diète anticandida seule ne porte pas ses fruits. D'un point de vue écologique, c'est logique : si vous affamez l'ennemi, il se replie à la recherche de nourriture à l'intérieur (plis de la paroi intestinale) et devient extrêmement difficile à déloger.

Les antimicrobiens naturels	
Levures	**Amibes**
Armoise	Acide caprylique
Chénopode	Acide undécylénique
Pépins de courge	Ail
Curcuma	Busserole
Giroflier	Manomia
Fenouil	Extraits de pépins de pamplemousse
Jamboul	Hydrastis
Tanaisie	Arbre a thé
Fenugrec	Origan
Gingembre	

■ COMMENT SAVOIR SI JE SUIS INTOLÉRANT À UN ALIMENT, ET S'IL CONTRIBUE À L'EXPANSION DE LA CANDIDOSE ?

Reportez-vous à la partie « intolérance ». Les aliments qui sont le plus souvent en cause sont : le maïs, le seigle, les œufs, les agrumes, les pommes de terre, les arachides, la levure, les produits laitiers (y compris lait nature), le soja, le bœuf, le blé, le fromage, le café, les tomates, le porc.

MES CONSEILS

Il faut suivre scrupuleusement les conseils alimentaires décrits afin d'alcaliniser le milieu. Pour aller « plus vite », on peut prendre un complément alimentaire qui rétablit l'équilibre acido-basique. *Basic Vital* (Vit'all+) 1 comprimé matin et soir. 60 comprimés, 15 €.
L'aromathérapie est très efficace. Huile essentielle de *melaleuca alternifolia* (arbre à thé) 25 mg et *d'origanum marjorana* (marjolaine) 25 mg, 1 gélule au cours des 3 repas pendant 20 jours.
Lactibiane ou Entérogénic concentrate (voir p. 143)
Perméaline ou *Ultraclear sustain* (28 doses, 55 €)

10

Le sport

Le système digestif du sportif mérite une attention toute particulière. Non pas qu'il soit spécialement différent de celui de l'intellectuel, mais les contraintes auxquelles il est soumis réclament une réponse spécifique. Le sport impose en effet une redistribution sanguine temporaire qui favorise tout sauf le ventre. Si les remarques et conseils suivants s'appliquent tout particulièrement aux athlètes et sportifs très assidus, il n'y a aucune raison pour que le mécanisme ne soit pas le même en cas d'exercice physique plus ponctuel. Certes, l'effort est alors souvent moins soutenu et moins prolongé, mais le corps y est également moins accoutumé, et plus démuni pour se défendre. Ce préambule ne signifie en aucun cas qu'il ne faille pas faire de sport, c'est même l'inverse ! Plus on pratique régulièrement et sans excès, mieux cela vaut. Mais mieux vaut le faire en connaissance de cause. C'est de votre corps dont il s'agit, et vous n'en avez qu'un !

LE MAILLON FAIBLE

Les intestins, c'est le maillon faible du sportif. Il suffit de demander aux médecins des différentes fédérations sportives : tous vous répondront que 30 à 50 % des sportifs de haut niveau souffrent de troubles digestifs. Jusque-là, ils expliquaient cela par des modalités mécaniques.

> ***Petite histoire des intestins sur un stade***
> *Au tout début des années 70, on enregistre les premières descriptions de diarrhées chez les coureurs à pied – pendant ou après la course.*
> *En 1981 émerge le concept du syndrome du « runer's trot » (« la courante du coureur »).*
> *1993 : F. Brows s'interroge « is gut an athletic organ ? » (« est-on capable d'entraîner l'intestin ? ») Cette date marque le début de recherches passionnantes dans ce domaine, car elle ouvre une nouvelle voie, dont le postulat est : l'ensemble de l'organisme du sportif s'adapte à l'effort, mais peut-être pas son intestin.*
> *En 2003, on a compris le problème, et on propose des solutions.*

Du strict point de vue circulatoire, le sport n'est autre qu'une adaptation du sang à l'effort demandé. Comme le volume sanguin n'augmente pas comme par magie, s'il est plus utilisé par certains organes (en l'occurrence les muscles et aussi la peau en cas de chaleur importante), il est mathématiquement moins présent à d'autres endroits (en l'occurrence dans le système digestif).

Répartition de la circulation sanguine

	Au repos	A l'effort	A l'effort + chaleur
Muscles	────	(X20) ━━━━	(X20) ━━━━
Appareil digestif	━━━━	……	……
Cerveau	────	━━━━	────
Peau	────	────	━━━━

Décryptage : au repos, la plus grosse partie du sang est dirigée vers les intestins. Lors de l'effort, l'apport sanguin est multiplié par 20 dans les muscles, et qu'il fasse chaud ou non, le système digestif est le dernier servi (d'où les pointillés). Lorsque le sportif n'a pas trop chaud, c'est le cerveau qui devient le grand bénéficiaire. Lors de fortes chaleurs, le sang se dirige surtout vers la peau, afin de favoriser la transpiration.

■ ZOOM SUR L'INTESTIN

Les quelques lignes qui suivent sont assez techniques, mais ne doivent pas vous décourager. Elles représentent l'information majeure à intégrer pour comprendre pourquoi ça va « mal » quand on fait du sport, et comment ça pourrait aller mieux. Comme indiqué sur le schéma, le sang alimente très peu les intestins lors de l'effort physique, parce qu'il est occupé ailleurs. Le système digestif est donc mis entre parenthèses et il reçoit moins d'oxygène. C'est ce que les médecins appellent « l'ischémie de l'effort ». Quand, enfin, le sportif cessera de s'agiter et se reposera, la tendance s'inversera, et les intestins seront à nouveau perfusés. Au passage, ils seront à nouveau oxygénés, en fait suroxygénés. Or, on sait bien que l'oxygène est responsable de la fabrication de radicaux libres. Les intestins, qui fonctionnaient au ralenti pendant la séance d'effort, sont agressés en fait après, lorsque la circulation sanguine se rétablit. Vous rétorquerez que le corps humain étant une vraie merveille, le système antioxydant s'adapte afin de faire face à cet afflux d'oxydants. C'est parfaitement vrai. Sauf pour l'intestin… où les défenses antioxydantes restent à un niveau très bas en permanence.

Conséquence :

- Si on passait son temps à admirer les intestins d'un sportif au microscope, on distinguerait facilement l'érosion des cellules (microvillosités). Mais comme la plupart des gens ont des activités quotidiennes, ils ont autre chose à faire, ils devront nous croire sur parole.
- Toujours l'œil dans la lunette du microscope, on verrait que les jonctions serrées (petites « briques » qui bougent pour laisser passer les substances bonnes et restent hermétiques face à des envahisseurs) sont agressées. Résultat : une perturbation de l'assimilation des nutriments (vitamines, minéraux…) et une augmentation de la perméabilité intestinale (introduction dans l'organisme de germes ou de protéines allergisantes qui ne devraient pas y être).

ATTENTION !

Le sport est toujours corrélé à une augmentation de la perméabilité intestinale. Plus l'effort est intense, plus la perméabilité augmente. Le phénomène « ischémie-reperfusion » est aggravé par :

☞ la prise d'anti-inflammatoires (très fréquente chez les sportifs) ;
☞ les antibiotiques (ils perturbent l'écosystème) ;
☞ l'aspirine ;
☞ la déshydratation (très fréquente !) ;
☞ le stress mécanique (les ondes de choc, par exemple : l'intestin est plus agressé en cas de course à pied qu'à vélo).

■ LES RESTRICTIONS ALIMENTAIRES SONT-ELLES EFFICACES ?

Celles que l'on répète aux sportifs depuis des lustres, en les poussant notamment à manger des pâtes (riches en gluten !!!), non. Je répète : compte tenu des constatations énoncées ci-dessus, les réponses conventionnelles, encore très largement appliquées (imposées) aux sportifs sont totalement inadaptées. Les sportifs professionnels, considérés comme des malades du côlon (!) se voient prescrire un régime « sans résidus », c'est-à-dire en gros, sans fibres. Mais riches en produits laitiers et en céréales bardées de gluten, bien souvent à l'origine du problème !!! Par ailleurs, on les menace des plus graves conséquences s'ils ne laissent pas passer un délai de 3 heures entre le dernier repas et le moment où ils lacent leurs baskets – sans se préoccuper le moins du monde des suites (« coups de pompe », etc.). Enfin, et pour couronner le tout, on entend encore, et de la bouche d'éminents professeurs en médecine, que boire de l'eau suffit pendant l'effort, et qu'à la rigueur on peut y ajouter du sirop afin de compléter d'un apport en sucres. Une vraie aberration, un non-sens même, qui coûte, à long terme, très cher aux sportifs.

■ ALORS QUE FAIRE ?

Les connaissances ont évolué, merci d'en tenir compte ! Par exemple en décryptant la souffrance de l'organisme et en y répondant de manière adéquate. Reportez-vous plus bas aux boissons énergétiques. Mais d'abord, quelques mots sur nos chères bactéries. Car comme d'habitude, et vous allez finir par croire que c'est une obsession chez nous, c'est la flore intestinale qui a besoin d'être soutenue. Une enquête sidérante a montré qu'un nombre faramineux de sportifs présentaient, sans le savoir, des signes d'intolérance digestive – et plus rarement d'allergie réelle. Or, ces intolérances entretiennent un déséquilibre permanent de la flore. Total : des performances abaissées, un corps agressé, un état psychologique peu propice à l'exploit (« vais-je tenir jusqu'à la fin de la course sans courir aux toilettes ?»). Hélas, les aliments pour lesquels les sportifs présentent le plus souvent des intolérances sont, très souvent, ceux qu'on leur préconise comme régime de base : pâtes et céréales (en cause : le gluten) et produits laitiers. Concernant ces derniers aliments, Denis Riché précise que la moitié des sportifs en consomment trop, et que la moitié d'entre eux ont des troubles digestifs, peut-être uniquement liés au lait ! En fait, tout est affaire individuelle, et tout dépend de sa capacité à tolérer le lactose (sucre du lait). Mais très souvent, le simple fait de baisser sa consommation améliore déjà très nettement l'état digestif de notre athlète mal en point, ainsi que celui de ses muscles et articulations douloureuses dans certains cas. En effet, les éléments mal digérés, qui pénètrent l'organisme « à l'insu de son plein gré », peuvent entraîner des tendinites à répétition, des douleurs musculaires et des troubles de la peau (dermatoses).

Score de l'enquête sur les intolérances chez le sportif

- ➔ *30 % des sportifs présenteraient une hypersensibilité (= intolérance) à 1 aliment !*
- ➔ *15 % à 2 aliments ;*
- ➔ *22,5 % à 3 ;*
- ➔ *10 % à 4 ;*
- ➔ *12,5 % à 5 ;*
- ➔ *... 2,5 % des sportifs présentent une intolérance à 8 aliments !*
- ➔ *Seuls 7,5 % d'entre eux ne présenteraient aucune intolérance alimentaire.*

Note : l'hypersensibilité alimentaire est aggravée par l'exercice physique de longue durée, la déshydratation, les régimes, le stress, l'adaptation, le « terrain ». Elle ne s'exprime pas nécessairement par des problèmes digestifs (bien que ce soit fréquent), mais peut prendre la forme de douleurs musculaires ou articulaires, de sinusites, de fatigue mentale ou de troubles de l'humeur.

■ COMMENT SAVOIR SI JE SUPPORTE MAL UN OU PLUSIEURS ALIMENTS ?

Reportez-vous au chapitre : sans lait et sans gluten. Essayez pendant 2 semaines de vous conformer à ce « sevrage » (attention : il doit être total, sinon c'est inutile !) En effet, ces hypersensibilités alimentaires sévissent aussi dans la population « normale », même si les conséquences chez le sportif sont encore plus problématiques. Dans 66 % des cas d'intolérance, on retrouve le lait de vache, surtout chez les sportifs qui y sont « accros » : l'éviction est souvent une excellente première mesure !
Si un « stage sans gluten et sans lait » vous fait du bien (on parie que oui), mais qu'il reste encore des bricoles qui vous paraissent anormales, rapprochez-vous le plus possible de l'alimentation vue par le Dr Seignalet (p. 127). Il s'agit d'un régime d'épargne digestive, qui fait envoler comme par magie de très nombreux tracas quotidiens légers ou nettement plus graves. Que risquez-vous en essayant ? Naturellement, si vous connaissez l'aliment qui déclenche vos foudres intestinales, il est nécessaire de l'éviter, sauf si vous souhaitez passer la veille de l'épreuve assis sur les toilettes.

■ JE VEUX DEVENIR « MONSIEUR MUSCLES », SUIS-JE CONCERNÉ PAR TOUTES CES HISTOIRES DE FLORE INTESTINALE ?

Encore plus que les autres. Les amateurs de muscles avalent souvent des protéines en quantités industrielles pour augmenter la circonférence de leurs biceps et de leurs pectoraux. Or, des protéines qui déboulent dans un intestin « poreux », cela laisse présager le pire (allergies alimentaires, ou au moins intolérances). Vérifiez en faisant le test DDM p. 174 (Dépistage de Déficience Micronutritionnelle).

■ EST-CE QUE J'AI DES PROBLÈMES DIGESTIFS PARCE QUE JE FAIS TROP DE SPORT ?

Les recommandations en matière d'exercice physique ont été divisées par 20 en 50 ans ! Non pas que les experts aient changé d'avis, ils se sont simplement adaptés à l'oisiveté ambiante... Et au regard de l'explosion de l'obésité, on peut se demander si c'est une bonne idée. Mais c'est un autre sujet. En fait, la « dose » de sport idéale dépend de ce que l'organisme peut supporter. On peut être en surentraînement avec 30 minutes de sport par jour, si on n'a pas les défenses adéquates, et au contraire aller très bien avec 3 heures d'exercice au quotidien ! D'une manière générale, et en restant dans les limites du raisonnable (là encore éminemment personnelles...), ce n'est pas la quantité de sport qu'il faut baisser, mais la capacité du corps à le supporter qu'il faut augmenter !

L'endotoxine d'effort

Avec l'endotoxine d'effort, on s'aventure surtout dans le domaine du sportif de haut niveau. Les endotoxines sont des toxines produites par nos propres bactéries (gentilles). Elles sont plutôt bénéfiques, sauf qu'en cas d'effort très soutenu et très prolongé, elles passent dans le sang à cause de la perméabilité intestinale décrite plus haut. Là, les choses se gâtent, parce que ce mécanisme « surconsomme » des acides gras essentiels. Or, ces derniers sont extrêmement précieux, et encore plus chez le sportif que chez quiconque, car ils sont anti-inflammatoires. Un vrai cercle vicieux, puisque plus on fait de sport, plus ça fait mal. La valeur maximale tolérable est plutôt faible, et très vite franchie en cas de séances sportives longues et/ou si le sportif est déshydraté. À l'extrême (rare), c'est le sportif qui s'écroule en fin de marathon, et pour lequel les pompiers arrivent toutes sirènes hurlantes : diagnostic, choc septique !

■ QUEL EST L'INTÉRÊT DES BOISSONS ÉNERGÉTIQUES RÉSERVÉES AUX SPORTIFS ?

Il est multiple. Comme nous le disions tout à l'heure, affirmer que l'on peut préparer sa propre boisson d'effort avec de l'eau, du jus de fruit, du miel et du sel, comme c'est encore très souvent le cas, est réellement aberrant. C'est exactement comme dire à quelqu'un d'acheter une corde, du cuir et des semelles, et qu'avec ça il peut se fabriquer des chaussures ! Déjà, rappelons que 80 % des sportifs ne boivent pas pendant l'effort. C'est fou, mais c'est vrai ! Performances en baisses et calculs rénaux en hausse, tout cela n'est pas nouveau, mais on a beau le répéter sur tous les tons, rien n'y fait. Le sportif serait-il légèrement masochiste ?

Donc, avant tout, une boisson doit apporter... de l'eau. Mais aussi, du sucre, parce que l'eau entre plus facilement et beaucoup plus vite dans les cellules lorsqu'elle est accompagnée de sucre. Ce point est donc essentiel. Par ailleurs, les glucides (sucres) s'opposent à la perméabilité intestinale, que vous connaissez désormais par cœur.

Cependant, certains sportifs estiment que l'eau sucrée est adaptée. C'est faux. Pire, ces boissons hypertoniques (jus de fruit, boissons très sucrées) sont déconseillées pendant l'exercice sportif. En effet, elles augmentent la déshydratation en provoquant un transfert d'eau des cellules vers le tube digestif. Nous conseillons vivement l'utilisation de produits adaptés à l'effort sportif (poudre à diluer ou boissons déjà préparées, en magasin de sport, grandes surfaces, pharmacies). Ils apportent des vitamines, minéraux et autres substances particulièrement intéressantes. Non seulement ces boissons permettent d'utiliser au maximum son potentiel sportif (performances), mais encore elles accélèrent la récupération et minorent l'agression du corps, inévitable lorsque l'exercice est soutenu.

Bons gestes

➔ ***Prendre des ferments lactiques****, qui vont rééquilibrer la flore intestinale. Imbattable dans le domaine,* Lactibiane *a fait ses preuves. Je conseille 1 sachet par jour pendant 1 à 3 mois (posologie à réévaluer en fonction des résultats). Question « dopage au naturel », il n'y a pas mieux ! C'est bien supérieur à la caféine, la carnitine ou la créatine…*

➔ ***Les acides gras essentiels*** *en supplémentation sont à conseiller en urgence aux sportifs qui souffrent de douleurs aux muscles, aux tendons ou aux articulations. Mais si tous les autres savaient à quel point les muscles adorent brûler ces acides gras plutôt que d'autres, ils les leur offriraient sur un plateau. Qui dit meilleur carburant dit naturellement meilleur rendement musculaire.*

➔ ***Des antioxydants*** *me paraissent tout simplement indispensables, non seulement parce que l'effort sportif provoque des radicaux libres lors de la reperfusion intestinale (on l'a vu plus haut), mais aussi, tout simplement, parce que ces messieurs-dames ne mangent pas suffisamment de fruits et légumes, comme le reste de la population générale d'ailleurs.*

➔ *Pour les sportifs qui souffrent d'intolérances alimentaires à un stade « avancé », outre l'éviction des aliments « à risques » (gluten, lait…), il existe un complément alimentaire particulièrement adapté. Il s'agit de* Perméaline*, qui* ***restaure l'étanchéité de la barrière intestinale*** *(il « bouche les trous »).*

ALIMENTS **OUI**	ALIMENTS **NON**
• **Eau** (surtout si conditions climatiques éprouvantes : très chaud ou très froid, désert ou montagne…) • **fruits et légumes** ; • **amandes**, noisettes, noix ; • **légumes secs** (sauf haricots secs) et **céréales** ; • **poissons gras** (maquereaux, saumon, sardines…) ; • **huile** d'olive, de colza ; • **volaille**, œuf (pas trop)… veiller aux apports en protéines à chaque repas ; • **yaourt** (1 par jour).	• Produits laitiers, pâtes, pain, pizza, semoule ; • viande, charcuterie, fromage et pâtisseries sont à consommer avec parcimonie (ils entraînent des déchets dans l'organisme) ; • tous ceux qui provoquent des inconforts digestifs (choux, graisses cuites, végétaux très fibreux…)

MON CONSEIL

☞ *Eskimo 3* : acides gras essentiels (oméga-3), 3 capsules au dîner. 105 capsules, 24,60 €.

☞ Antioxydant « *Minervit* » (Vit'all+) – sélénium, bêta-carotène, vitamines C et E, zinc, coenzyme Q10. Prendre 1 comprimé le matin chaque jour. 60 comprimés, 28 €.

☞ *Perméaline*.

11

Les règles douloureuses

Les règles obéissent à des subtilités hormonales qui conduisent à certains ratés. Les quelques jours « avant », un léger déséquilibre entraîne un manque d'oxygénation de l'utérus. Les ovaires, qui fabriquent beaucoup d'œstrogènes en première partie de cycle, sont aussi coupables. Total : un chamboulement interne qui recommence tous les mois et qui, dans certains cas, provoque des douleurs abdominales vraiment handicapantes.

■ EXISTE-T-IL UN MOYEN EFFICACE ET NATUREL DE SE SOULAGER ?

Bien sûr ! Et il est tout à fait navrant que ce ne soit pas plus connu, vu le nombre de femmes qui souffrent – parfois le martyre – chaque mois. Des cures d'huile d'onagre ou de bourrache, huiles végétales riches en substances « neutralisant » les prostaglandines (pro-inflammatoires), sont extraordinairement efficaces.

Toutes deux sont riches en oméga-6, des acides gras précurseurs de prostaglandines anti-inflammatoires. Ses propriétés en font un précieux allié contre les ballonnements abdominaux dus à la rétention d'eau, contre les migraines et les troubles du caractère, contre la tension mammaire et les douleurs type « crampe », dans le ventre comme dans la région des reins.

Mais il est nécessaire de bien respecter le mode d'emploi et ne pas attendre les douleurs. Il faut prendre les capsules pendant la deuxième moitié du cycle. 500 mg 3 fois par jour. Dès le premier cycle vous allez sentir un vrai soulagement, mais c'est au fil des mois que les choses vont s'arranger, et les douleurs vont finir par disparaître totalement ou presque. Évidemment, cela à condition qu'il n'y ait pas de maladie gynécologique.

■ Y A-T-IL D'AUTRES COMPLÉMENTS ALIMENTAIRES EFFICACES ?

En cas de contractions (douleurs de type crampe dans le ventre), les comprimés de calcium peuvent vraiment faire du bien. Au passage, ils amélioreront aussi votre humeur, ce qui ravira votre entourage... On conseille en général un comprimé effervescent de 500 mg lors des douleurs.

La vitamine C, le calcium et le magnésium diminuent le stress et luttent contre les douleurs menstruelles.

L'huile de poisson, riche en EPA/DHA, agit comme anti-inflammatoire.

Le magnésium est un équilibrant nerveux.

La vitamine B6 aide à fixer le magnésium.

Bons gestes

- *L'exercice physique doux, en atmosphère chaude, fait toujours du bien.*
- *Les fruits, les légumes, le tofu (aliment à base de soja) et les céréales complètes ont tendance à apaiser les douleurs, pour diverses raisons.*
- *Surveiller sa consommation de sel, qui participe aux gonflements divers et aux ballonnements.*
- *Boire de l'eau minérale riche en magnésium et en calcium, deux minéraux qui calment les douleurs.*
- *Pour soulager la douleur du bas-ventre, penser à la chaleur : une bouillotte d'eau chaude sur le point douloureux peut faire des miracles.*
- *Ne pas céder aux envies parfois intenses de sucre et de gras (chips, plats en sauce, frites, glaces, produits laitiers, biscuits, barres chocolatées…), qui augmentent encore le taux d'œstrogènes. Ce n'est bon ni pour la ligne, ni pour la digestion.*

MON CONSEIL

☞ 4 capsules d'huile d'onagre + d'huile de poisson, *Omega Super* + (Bionutrics). 120 capsules, 30 €.

☞ 2 g de vitamine C naturelle (*Acérola*, toutes marques).

☞ 1 comprimé de complexe de vitamine B par jour (Vit'all+). 60 comprimés, 32 €.

■ LES PLANTES ONT-ELLES LEUR PLACE POUR APAISER CE TYPE DE DOULEURS ?

Oui, et d'ailleurs certaines femmes sont plutôt mieux soulagées par les plantes que par tout autre médicament. Souvent, il s'agit de personnes qui souffrent de problèmes circulatoires : une cure de plantes spécifiques pour la circulation sanguine (hamamélis, petit houx...) peut donner des résultats spectaculaires.

Mais les plantes « spécial » règles sont classiquement les suivantes :

- La **sauge** contient des phyto-oestrogènes qui régularisent le cycle. Ces substances s'opposent aux règles irrégulières, insuffisantes ou douloureuses.
- L'**armoise** est riche d'une huile essentielle anti-rétention d'eau, anti-prise de poids. Elle diminue le gonflement des seins, l'irritabilité, facilite l'écoulement du flux. Par ailleurs, l'armoise apaise les douleurs abdominales pendant les règles, et régularise le cycle s'il est irrégulier ou si le flux est insuffisant.
- Le **houblon** contient des hormones végétales anti-règles douloureuses.
- Le **persil** est emménagogue, il provoque le déclenchement des règles.
- Le **chardon marie** est un hémostatique naturel (il stoppe l'écoulement).

■ EST-CE QUE L'HOMÉOPATHIE, ÇA MARCHE TOUT DE SUITE ?

Mais oui, vous serez surprise ! Même si les remèdes suivants ne vont par soigner forcément la cause de votre problème, ils vous apaiseront sans doute. Pour un traitement plus personnalisé, il est nécessaire de consulter un homéopathe, ou un gynéco ouvert aux médecines naturelles.

- *Arnica* 5 ou 7 CH, 5 granules plusieurs fois par jour : c'est le grand classique de l'anti-douleur !
- *Lycopodium* 7 CH et *Sepia* 7 CH, 5 granules plusieurs fois par jour, atténuent les troubles digestifs avec nausées et ballonnements.
- *Caulophyllum*, 7 CH, 5 granules plusieurs fois par jour, est indiqué pour soulager les douleurs de ventre provoquées par des caillots de sang parfois très gros.

Annexes

I. DÉPISTAGE DE DÉFICIENCE MICRONUTRIONNELLE

Ce dépistage a été rédigé à partir du test mis au point par les laboratoires Pileje.

Comment répondre au test ?

Cochez simplement lorsque vous vous sentez concerné.

0 = je ne ressens jamais cela.

1 = ça m'arrive de ressentir cela, mais ça ne me gêne pas vraiment.

2 = je ressens cela régulièrement, et ça me gêne vraiment.

3 = je ressens cela en permanence, je veux m'en débarrasser !

Fatigue et troubles de l'humeur

	0	1	2	3
Je suis fatigué				
Je ne suis pas motivé				
Je dors mal/peu				
Je n'arrive pas à me concentrer				
J'ai des trous de mémoire				
Je suis anxieux				
Je suis angoissé				
Je suis déprimé				

Total de points = ___________

Problèmes digestifs

	0	1	2	3
Je souffre de brûlures à l'estomac				
J'ai des reflux acides				
J'ai des nausées				
Je suis constipé				
J'ai des diarrhées				
J'ai les deux (alternance constipation/diarrhées)				
J'ai souvent mal au ventre				
Mon ventre ballonne				

*Total de points =*_____________

Troubles ostéo-articulaires et dégénératifs

	0	1	2	3
J'ai souvent mal au dos ou au cou				
J'ai souvent mal aux articulations (genoux, chevilles, hanche, épaule, poignets)				
J'ai souvent des douleurs musculaires				
Je me blesse souvent				
Je souffre d'arthrite ou de rhumatismes				
J'ai des problèmes aux yeux (yeux secs, cataracte)				

*Total de points =*_____________

Infections

	0	1	2	3
J'ai souvent des maladies ORL (rhume, angine, otite, maux de gorge, sinusite, bronchite, infection aux poumons)				
J'ai souvent des infections urinaires				
J'ai souvent des infections digestives				
J'ai souvent des infections génitales				
J'ai souvent des infections de peau				

*Total de points =*_____________

Problèmes de peau

	0	1	2	3
Ma peau est sèche				
Je fais des plaques d'eczéma				
J'ai des boutons d'acné				
Je suis souvent en crise d'herpès (visage)				
Je perds mes cheveux				
Mes cheveux sont ternes et cassants				
Mes ongles sont fragiles, ils se dédoublent				

Total de points = ____________

Troubles circulatoires

	0	1	2	3
J'ai les jambes lourdes				
Je fais de l'œdème (doigts « boudinés », chevilles ou mains gonflées)				
J'ai les doigts ou les orteils souvent froids				
J'ai des fourmillements ou des « impatiences »				
Je souffre de fatigue, de déprime, de douleurs au ventre et au dos avant mes règles				

Total de points = ____________

Je consomme régulièrement

	0	1	2	3
Je fume	Non	- de 5 cigaret-tes/jour	- de 15 ciga-rettes/jour	+ de 15 ciga-rettes/jour
Je bois (alcool)	Non	3 verres de vin/jour	+ d'1 bouteille de vin/jour	+ de 2 bouteil-les de vin/jour
Je prends un médicament	Non (rarement)	Occasionnel-lement	Régulièrement	Tous les jours
Je suis sous contraceptif	Non (ou préservatif, spermicide)	—	—	Pilule ou stérilet

*Total de points =*____________

En final, faites le total général de vos points. Moins vous en avez, mieux c'est !

Nous ne vous donnons pas de réponse toute faite, car le résultat est à moduler en fonction de votre âge, de votre sexe, de votre alimentation, etc. Il n'est pas question non plus de poser ici un diagnostic, d'autant que certains points « valent » plus que d'autres. Par exemple, mieux vaut avoir des troubles passagers de sommeil ou une fatigue légère ponctuelle que de fumer 15 cigarettes par jour, même si chacune de ces propositions comptent pour « 3 ». Il s'agit juste de vous montrer à quel point les déficits en micronutriments, eux-mêmes fréquemment en association avec des troubles de la flore intestinale, peuvent compromettre votre qualité de vie.

II. FIBRES VÉGÉTALES

Insolubles

- Cellulose : son de blé, chou, pois, haricots verts, brocoli, concombre, choux de Bruxelles, poivron, pomme, carotte.
- Hémicellulose (certaines) : pentosans.
- Lignines : son, aubergine, haricots verts, fraise, poire, radis.
- Amidons insolubles et résistants aux enzymes digestives.

Solubles

- Hémicellulose : son d'avoine, choux de Bruxelles, betterave, moutarde.
- Gommes : gomme de karaya, gomme arabique, gomme de xanthan, avoine, haricots secs.
- Mucilages : légumes en général, psyllium, gomme de guar, glucomannan.
- Pectines : zeste de citron, peau de pomme, pelure d'oignon, carotte, chou, chou-fleur, pomme de terre, fraises, pois secs, haricots verts.
- Algues : alginates, carrageenan.
- Lignans : graines de lin.
- Amidons solubles et résistants aux enzymes digestives.

III. BIBLIOGRAPHIE

Mes secrets de pharmacienne, Danièle Festy, Marabout.

L'intestin douloureux, Dr P. Congard, Pr S. Bonfils, Hermann.

La médecine psychosomatique, Dr Franz Alexander, Petite Bibliothèque Payot.

Alimentation, troubles, traitements et régimes, Dr Zaffran, Sélection du Reader's.

La digestion, Jean Gontier, Que sais-je ? PUF.

Comment vaincre la constipation, Dr Bruno Massa, de Vecchi.

Traitements naturels des troubles digestifs, Dr André Passebecq, Dangles.

Se soigner par l'alimentation, Dr Paule Nathan, Odile Jacob.

Aliments santé, Guide Pratique, Anne Dufour, Leduc.S.

Je me sens mal, mais je ne sais pas pourquoi… ! La candidose chronique, une maladie méconnue, Dr Philippe-Gaston Besson, Trois Fontaines.

Candidose, Simon Martin, Modus Vivendi.

Les enzymes-santé, Drs Sven Neu, Karl Ransberger, Jouvence.

Et si vous étiez allergique ? Dr Sambian-Noël, Jouvence.

Devenir végétarien, coll., Les éditions de l'homme.

Détox anti-âge, Dr Lamboley, Marabout.

Le lait, une sacrée vacherie ? Dr Le Berre, Équilibres aujourd'hui.

Sans œufs ni lait, Valérie Cupillard, Éditions la Plage.

Soyons moins lait, Dr Le Berre, Hervé Queinnec, Terre Vivante.

Homéopathie et constipation, Dr Letexier, Similia.

Le mal de ventre, Pr Jacques Rogé, Odile Jacob.

Science et vie Junior n° 88 (pour le trajet digestif p. 10).

■ IV. CONTACTS

Pour nous poser toutes vos questions : livresdfesty@aol.com

Institut de Phytonutrition
112-114, rue Victor Hugo, BP 60151
14804 Deauville Cedex
Tél. : 02 31 14 49 31
institut@phytonutrition.org

IEDM
Institut Européen de Diététique et de Micronutrition
I-E-D-M@mail.cpod.fr
Péricentre 3
26, avenue de Thiès
14000 Caen
Tél. : 02 31 06 10 39
www.iedm.asso.fr

ADNO
Association pour le Développement de la Nutrition Orthomoléculaire
BP 143
06223 Vallauris Cedex

Intolérances, allergies
AFDIAG
Association Française Des Intolérants Au Gluten
2, rue de Vouillé
75015 Paris
Tél. : 01 56 08 08 22.
www.afdiag.com

NAET
Nambudripad's Allergy Elimination Techniques
24, rue Carnot
74000 Annecy
Tél. : 04 50 51 31 50
www.naeteurope.com

Et aussi
Institut de médecine psychosomatique et de thérapie brève
26, parvis Saint Michel
59000 Lille
Tél. : 03 20 57 40 07
Autohypnose pour troubles de type colite.
www.hypnose.org

Laboratoires Bionutrics
41, rue Dartois
B-4000 Liège (Belgique)
Tél. : + 32 42 47 61 61

Laboratoires Vit'all+
8 – 12, rue de la Galère
72013 Le Mans cedex 2
Tél. : 02 43 39 97 27

Laboratoires Pileje
7, rue des Deux Provinces
49270 Saint-Laurent des Autels
Tél. : 02 40 83 93 76

Laboratoires Biotechnie
2, avenue Olbius Riquier
83400 Hyères
Tél. : 04 94 12 53 00

Laboratoires Phytoprevent
49, avenue de Ségur
75007 Paris
Tél. : 01 53 86 86 00

Laboratoires d'analyses spécialisées (statut antioxydant, etc.)
L. Nataf
119, avenue Philippe Auguste
75011 Paris
Tél. : 01 43 67 57 00

L. médical du Sud
Namur (Belgique)

Thermalisme
Fédération thermale et climatique française
16, rue de l'Estrapade
75005 Paris
Tél. : 01 43 25 11 85.

Table des matières

• • • SAGIM • CANALE • • •

Achevé d'imprimer en octobre 2003
sur rotative Variquik
à Courtry (77181)

Imprimé en France

Dépôt légal : octobre 2003
N° d'impression : 6952